# 大腦不老
# 身體就好

德國醫生親授腦力寶典，讓你想得快、忘得慢，
提升自體免疫力，遠離頭痛、憂鬱和失智

77 TIPPS FÜR EIN
GESUNDES GEHIRN

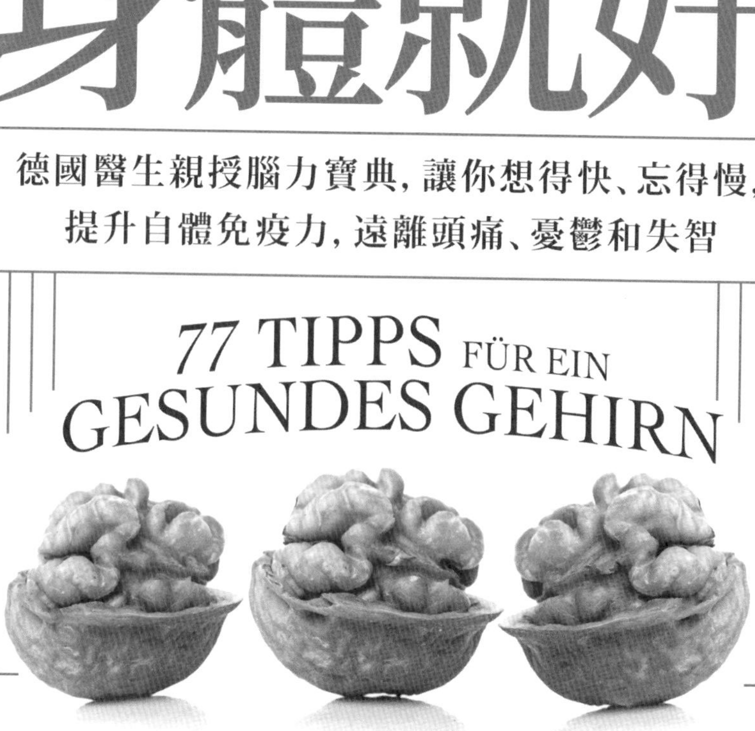

德國《明鏡週刊》排行榜暢銷書、德國亞馬遜書店排行榜第一名
77則必懂知識╳43個實用建議 ╳15張自我檢核量表，全方位啟動大腦升級的祕笈

烏里西・史特倫茲 Dr. med. Ulrich Strunz 著 黃淑欣 譯

# 目錄

## 你的大腦在求救，它生病了！

## 認識有益大腦的營養補給

## 成功的自我療癒離你不遠了

本書所含之保健建議皆經由醫生縝密考量與評估。請勿以本書內容取代專業醫療建議，讀者應進行自我評估，並審慎考量接受專業醫療幫助。本書所含內容與使用指示僅供參考，本出版社與本作者對任何形式的人身、物品與能力損傷概不負連帶賠償責任。

# 序

二十五年來，我在診所裡為深受各種不同病痛所苦的病人看診、治療。其中一部分的病人被傳統醫學歸類為無法治療的一群，意即目前沒有更進一步的治療方法可以讓他們痊癒，或是將他們的健康狀況明顯改善到一定的程度。當然，這是從傳統醫學的角度來看。儘管如此，我仍然繼續治療他們，並且致力於讓他們的免疫系統變得更強壯。每一個病人經過總體項目的抽血檢驗之後，都會得到我的建議，我會告訴他們應該多攝取哪些營養。無一例外地，我會告誡每個病人：不要吃碳水化合物、多運動以及保持愉悅的心情。這些建議很有效，我有千百個病例可以證實。

這些建議也適用於精神與神經衰退病症，例如阿茲海默症或是憂鬱症。直到近日，科學才證實幾乎所有的慢性腦部疾病都和發炎脫不了關係。我透過不斷加強病人的免疫系統，讓他們的發炎症狀痊癒。不論是過勞、自閉症、注意力不足過動症或是多發性硬化症，在病人的身上通通消失了。話說回來，這些不過就只是抽血檢查和營養建議而已，你根本不需要因此去看醫生，你完全可以為自己的健康狀況把關。請到離你最近的任何一間健檢診所檢測你的健康狀態，你就能夠列出應該攝取的營養食品，並且治癒自己的疾病。所有你需要知道的知識都在這本書裡，因此請參照書中的內容做，讓你有能力保護自己，並且遠離中風與其他心理疾病。

去年我將《77個養成健康心臟的建議》（*77 Tipps für ein gesundes Herz*）重新整理出版，幫助了許多人達到更理想的健康狀態，所以現在也輪到大腦應該變得更健康。特別是在現今的社會裡，有越來越多人飽受憂鬱症及過勞所苦。單單在德國境內，罹患這兩種疾病的人數就達到大約五百萬左右，就連阿茲海默症、多發性硬化症以及巴金森氏症的患者數目也不斷地增加。這聽起來很糟糕，對吧？傳統醫學在這些文明病的面前，經常顯得束手無策。

科學領域對這些疾病的研究大幅領先傳統醫學許多，現今的科學已經知道這些疾病是如何生成，同時也知道能夠如何避免它們。避免這些疾病發生的最好方法莫過於即時提早預防，因為大腦最初進入阿茲海默症狀的時間點，約莫是在真正開始出現阿茲海默症病徵的十五至二十年前。也就是說，在病患約四十到五十歲的時間就會開始出現病灶。但是人類老年的命運不一定要充滿疾病，只要我們能提早將生活調整到健康的模式就能夠避免。即便你現在已經罹患了某一種腦部疾病，站在科學的角度來看，它也能夠被治癒，而且只要你願意開始，就一點也不嫌晚！本書所提供飲食建議皆經過科學的檢查與驗證。

衷心期望閱讀本書的你，能在閱讀的過程中感到快樂與愉悅，並在閱讀的同時開始展開你的自我療癒之路。

謹致問候

你的 史特倫茲醫生

# 大腦是如何運作的？

人類的大腦非常特別，它是生命的中央控制開關。由於它如此重要，所以被用頭蓋骨保護起來，並且配備著一個特殊的過濾儀器，這個儀器只准許特別篩選過的資訊進入大腦的區域。它擁有自己的免疫系統與額外的有害物質清除器，夜裡這個清除器會自動啟動並清掃所有的有害物。這一切的設計是多麼地精細縝密！你知道嗎？為了讓你的大腦萬無一失地運轉，它需要許多養分，尤其是脂肪，除此之外，還需要腸道裡的健康益菌。

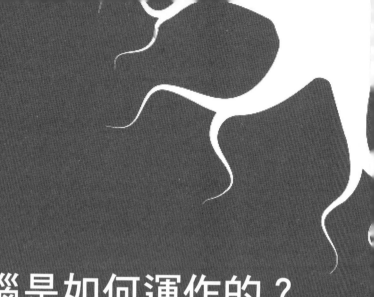

第1個建議

# 你要知道，世界上只有一種病

現在的人類正處在醫學研究的重要轉折點上。最新的科學資料顯示，世界上所有千萬種不同的疾病，最終都是同一種，只不過是以無數不同的病徵在人體上表現出來而已。從一般性頭痛到自閉症，從各式各樣的過敏症狀到癌症，從消化道系統問題到關節病症，以上皆是。

而這些所有的慢性病痛追根究底都源於發炎反應！[1]

到目前為止，抗發炎藥最廣泛應用在感冒受寒以及腸胃方面的疾病上，或者是減低受傷之後的感染症狀，更嚴重一點則是使用在病毒感染發炎的相關病狀上。但是近日科學才研究發現，過多的碳水化合物以及酒精、缺乏維他命以及礦物質、缺少運動也會帶來慢性的發炎反應。這個嶄新的認知將會為下個世紀的慢性疾病研究帶來重大的革命性發展，因為會產生慢性發炎病徵的基本條件放諸四海大致都相同，對此當然也就只有一種治療方法：強化你的免疫系統。這個新認知在二〇一八年得到了諾貝爾醫學獎的殊榮嘉勉，可惜獎項得主的研究範圍只限於癌症病患。而我們至今在羅斯小鎮早已經實施同樣的醫療方法二十五年，只要病人遵守我的建議，他們的免疫系統功能就能大幅提升。這樣的治療必須以營養食品的攝取與持續運動雙管齊下，如此一來，慢性發炎症狀終究有一天會消失不見。

今日的科學家已經證實，即使是憂鬱症以及精神分裂症也和發炎反應脫不了關係。來自多倫多大學的邁爾教授（Prof. J. Meyer）將憂鬱症患者的腦部以及健康者的腦部拿來對比，他發現憂鬱症患者腦部裡某些特定的免疫細胞比健康者的免疫細胞來得更加活躍。因此，邁爾教授認為：「我們的實驗對此提供了至今最具有說服力的證據，亦即在重度憂鬱症患者腦部裡存在著相當程度的發炎症狀。」

這些發炎症狀的成因不外乎是攝取了如精糖的有害物質，或者是產生了過多的皮質醇，也就是俗稱的壓力荷爾蒙。除此之外，大多數患者免疫系統趨向虛弱的原因都是因為它沒有得到足夠所需的營養元素。最缺乏的不外乎是最基礎的胺基酸、脂肪酸，以及例如鋅、硒、鎂等礦物質，還有維他命D、維他命B和C等維他命。長期缺乏這些營養再加上各種過度疲勞，造就了現今許多的慢性疾病。然而，你可以戰勝它們，只要現在開始強化你的免疫系統，並且盡可能剔除身邊的有害物質。

**實用建議：重新思考你常有的病痛**

你只生了一種病，就是發炎反應。而且你可以治癒它。

第2個建議

# 照顧你的腦神經元

如果大腦沒有得到所需的重要營養，便會覺得很難受。為了保護腦神經元的細胞膜以及產生動能，大腦需要許多脂肪酸。它也需要許多蛋白質來幫助生成訊息傳導的媒介，而礦物質則能夠幫助大腦傳遞訊號。然而，大腦細胞所需要的遠遠不只這些，若是缺乏重要的營養元素，大腦所有的細胞以及大腦本身都會開始生病。

我們的大腦由超過一兆以上數量的神經細胞所組成，這些細胞也稱作腦神經元。每一個腦神經元都有一個細胞體，從這個細胞體中心伸展出無限多的側邊小手臂以及一條非常長的手臂。這些側邊小手臂稱作樹突，而大手臂稱作軸突。這兩者的細胞膜絕大多數都是由脂肪酸所組成。理所當然地，這兩者會吃掉非常多的脂肪，畢竟他們的神經細胞需要這些。而人類大腦約百分之三十的部分是由基礎的 omega-3 脂肪酸中的DHA（二十二碳六烯酸）和EPA（二十碳五烯酸）所組成。

位在這些許多小小的側邊小手臂頂端與軸突末端的就是突觸，神經細胞在此得以和下一個神經細胞接觸。透過突觸的幫助，神經細胞可以互相連結。有些人的神經細胞只擁有少數的突觸，但有些人的神經細胞則可能擁有超過十萬個。平均而言，一個神經細胞擁有約一千個突觸。

神經細胞藉由突觸互相交換訊息，對此它們需要神經傳導物質的幫忙，而其中一部分的神經傳導物質是由神經細胞直接自行生產。傳導物質生成的過程中會特別需要如色胺酸或麩胺酸這類的胺基酸，因此合成也只有在礦物質（例如鎂或鋅）、維他命足夠（尤其是維他命B）時才會開始。

神經也必須藉由電子訊號才能傳遞訊息，此時細胞膜中存在的渠道會為此而打開。鈣與鈉離子會先將渠道擠開，接著鉀離子會如電流般泉湧而出，沿著整個細胞膜的電壓因此而改變。為了維持細胞以這種方式將它們所挾帶的訊息傳遞下去，可以想見它們會有大量的礦物質需求，例如鉀、鈣以及鈉。

這些電子訊號可以很迅速地在神經細胞的長手臂亦即軸突裡傳遞，因為這些電子訊號存在於一個與其他物質完全隔離的薄膜層裡。這個薄膜層稱作髓鞘層，它是由百分之七十的脂肪以及百分之三十的蛋白質所組成。要促成髓鞘層的形成，所需要的最主要營養素是足夠數量的維他命B。

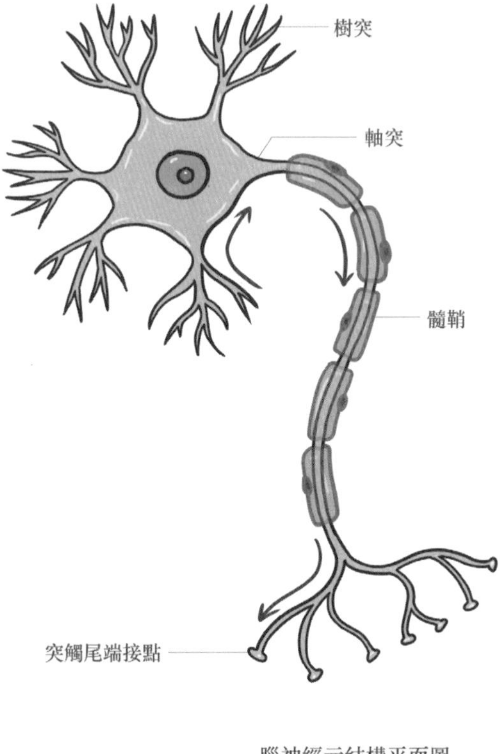


腦神經元結構平面圖

## 第3個建議

# 保護你的粒線體

大腦的慢性疾病幾乎都是由粒線體的失靈所引起。粒線體是細胞裡的子單位，負責生產能量分子。這些能量分子稱為三磷酸腺苷（ATP），整個人體裡能夠順暢地儲存和傳遞所有化學能量都必須仰賴它。粒線體失能以及各種發炎反應幾乎是在每個案例裡中都會同時出現的兩個徵狀，只要細胞裡的粒線體有些不對勁，我們的大腦就鐵定會生病。

我們的大腦細胞需要非常多的化學能量，也因此這裡的細胞擁有最多的粒線體；在每一個神經細胞裡，你都可以發現不下幾千幾萬個粒線體們。這些細胞的終極發電站多數是使用碳水化合物、脂肪，不然就是蛋白質來製造能量分子，使用的養分則端看當下的環境中有哪些養分可以取用。如果使用碳水化合物，那麼就會產生比原先更多倍數的自由基；反之，如果使用脂肪酸來生產能量分子，那麼自由基的數量會減

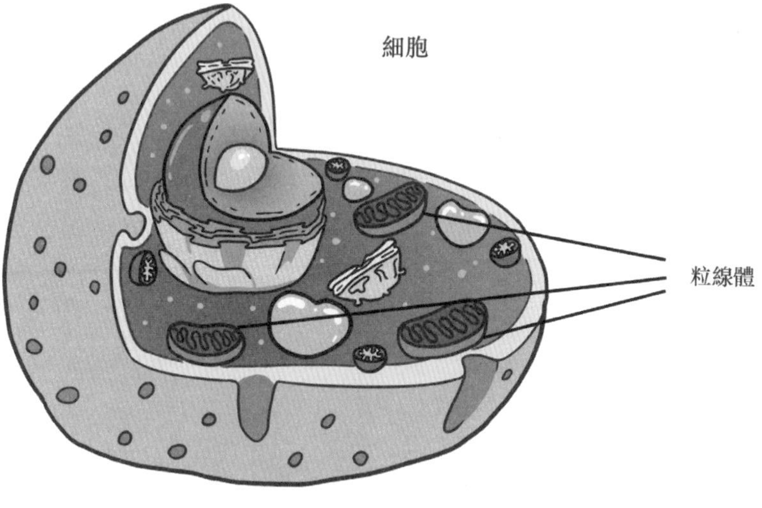


細胞以及粒線體剖面圖

一個細胞內可以擁有不只一個粒線體，粒線體的真實體積基本上遠比繪圖所呈現的比例來得小很多。

少。自由基是一個在合成反應作用時相當活躍的原子以及分子，這是因為自由基本身缺少一個電子的緣故。只要自由基和粒線體的細胞膜碰上，或者是和生成能量所需要的酶相互接觸，抑或是遇上粒線體基因，自由基就會從對方身上偷走一個電子。這麼一來，缺少電子元素的自由基分子就完整了。然而，那些和自由基起反應（也就是被偷走一個電子）的分子們現在則缺了一個電子。這些細胞膜的分子、基因或是其他也起反應的東西也都出現了相同的情況：少一個電子。這個情況下的粒線體就是受損了，於是粒線體失能症狀應聲報到。

粒線體除了要承受自由基的攻擊之外，它在缺乏維他命以及足夠礦物質的時候也會引起相當激烈的反應，我們的細胞發電廠會因為缺乏這些物質而失衡、停止運作。除此之外，過多的化學物質如尼古丁、殺蟲劑以及農藥，也會加重粒線體的運行負擔。許多藥劑會導致相同的反應，例如乙型交感阻斷劑、每福敏、史塔汀類的降膽固醇藥，還有常見的止痛藥，例如布洛芬、待克菲那、乙醯胺酚，以及許多這裡無法詳列的各種成藥，都會讓粒線體受到巨大的影響。

這些因為碳水化合物、有毒物質和藥劑對粒線體產生的傷害，長久下來會導致種種疾病，例如自閉症、憂鬱症、思覺失調症、巴金森氏症以及慢性疲勞症候群、失智症、多發性硬化症以及其他未列出的腦部病變疾病。

讓粒線體透過取得脂肪酸來製造能量時，就是它得到治療的時刻，因此嚴格拒絕碳水化合物對於休養粒線體是最基本的。除此之外，下列的營養素也能夠支持粒線體回復健康的狀態：

**肉鹼**：屬於胺基酸的一種，會強化脂肪酸到粒線體內的傳導，藉由它能夠提高吸收脂肪酸以製造化學能量的效率。

**維他命C**：它能夠在粒線體內捕捉自由基，尤其是同時服用維他命C和維他命E時，能發揮更大的功效。

**維他命E**：維他命E以α-生育酚的活性態出現時，抵抗自由基的效用最佳。

**維他命B群**：維他命$B_1$、$B_2$、$B_3$、$B_5$、維生素$B_7$、葉酸以及維他命$B_{12}$，這些都是粒線體生產能量分子時相當基礎的必需品。

**肌酸**：有機酸有助於粒線體製造能量分子。身體能夠自動生成肌酸。當粒線體已經處在受損的狀態時，額外補充肌酸自然是必要的，多數的肉類都含有豐富的肌酸成分。

**硫辛酸**：含硫胺基酸可以保護粒線體不受自由基的攻擊。

**精胺酸**：屬於胺基酸的一種，在免疫系統裡扮演著相當重要的角色，對於粒線體的功效有著正面的幫助。

**硒**：硒這個重要的礦物質能夠間接減緩自由基的活動，因此大腦內許多具有抗氧化效用的酶在形成作用時，需要硒來維持它們的功能性。

零碳水化合物以及適當的營養補給能夠幫助粒線體逐漸恢復健康，同時也能夠保護大腦，好讓慢性疾病無法在大腦內形成。

然而，如今現代人飲食中對維持健康相當重要的元素已經不再足夠，原因不外乎是過度耕種的土地、食材經過長時間的運送，或是烹煮的方式改變，導致營養在這些過程中流失。相較於傳統型栽種的蔬果，有機栽種的蔬果平均含有的營養素明顯高出許多。然而，即便你完全只吃有機蔬果，依舊會有缺少特定營養素的風險，而這個時候第一個遭殃的細胞就是粒線體。粒線體失能時的明顯症狀莫過於工作效率不佳、容易疲勞、情緒起伏波動大，或者是難以控制體重。大多數的人在有上述情況的時候總是會說：「這是因為年紀的關係嘛，這很正常。」不，這些狀況發生的原因並不是因為年紀，而是因為粒線體。粒線體受到自由基的全面攻擊，但是它使用了碳水化合物而不是脂肪酸來生產能量，因為它並沒有獲得那些重要的營養。

第4個建議

# 強化你的血腦屏障

我們的腦細胞非常敏感，因此它們受到特別的保護，通向大腦的血管也有特殊的保護層加倍保護著。這些保護層稱作血腦屏障，它就像是過濾器，決定了血液裡的什麼東西可以或不可以到神經細胞裡去。血腦屏障只准許氧氣、葡萄糖、電解質與少許特殊的蛋白質、胰島素以及某些分子進入大腦裡，一些神經傳導物質甚至也被擋在門外，因為它們會劇烈改變大腦內訊息傳導物質的平衡。血腦屏障也會過濾掉許多疾病誘發因子以及有毒物質，然而這個過濾器卻對酒精、尼古丁以及其他的毒品完全起不了效用。這個過濾器甚至也允許麻醉藥通過——這還真是萬幸。血腦屏障在被損壞過後，會呈現漏洞百出、千瘡百孔的狀態，這時候所有的有毒物質便能隨心所欲地進入大腦，這種現象會導致多重性的發炎反應。最終的結果則是出現了腦部疾病。

血腦屏障是相當重要的部位，它貫穿過人體的整個脊髓以及腦部。然而，某些特定的物質卻會攻擊我們的血腦屏障，其中最危險的莫過於糖、麩質以及高半胱胺酸。一個來自德州的科學家小組曾經對此做過實驗，他們專門研究類似阿茲海默症這類大腦退化疾病與高血糖之間的相關性。高血糖的數值通常會在吃完碳水化合物的餐食之後出現。科學家的研究結果指出，血糖濃度過高會讓血腦屏障的過濾作用受到損害。正常情況下的血腦屏障是由許多小細胞緊密組合而成的，因此沒有任何分子能夠不受檢查地直接通過血腦屏障抵達大腦。然而在血糖濃度過高的情況下，細胞與細胞之間喪失了互相聚攏的能力。因此，原本應該是密不透風的隔離層，卻在細胞與細胞之間有了細微的孔洞，使所有物質從血管中湧出，完全未經過濾地抵達大腦。這些物質都會對大腦造成傷害，而血腦屏障至此崩壞。我們大腦內的細胞因為應接不暇地對付這些外來物質，於是只好相繼起了各種不同的發炎反應來保護自己。這些發炎反應隨後導致了自閉症、憂鬱症以及阿茲海默症。這個血腦屏障的損害和知名的腸漏症非常相似，腸漏症指的是腸壁有破洞。因為實在太過神似，所以大家多半會以腦漏症來稱呼這個狀態，比較少人會直接稱之為有破洞的大腦。

糖不只會讓你腦內的過濾系統產生漏洞而已，更會徹底改變整個血腦屏障細胞裡的過濾效果，這裡以 β 類澱粉蛋白來做例子。在血糖濃度提高的環境下，血液循環裡的β類澱粉蛋白的集中度也會升高。大腦在運作時需要少量的β類澱粉蛋白，因為它在傳達刺激的時候扮演著相當重要的角色。然而，若是β類澱粉蛋白堆積在大腦裡，則會導致阿茲海默症。我們血腦屏障裡的細胞，有著決定讓多少β類澱粉蛋白透過血液到達大腦的能力。但是在血糖濃度高的環境之下，即便血液夾帶著超量的β類澱粉蛋白，它一樣能夠通過血腦屏障，穿過因為受損而不再緊緊相鄰細胞之間，直達大腦細胞！這對大腦將是非常大的危險。因此，透過零碳水化合物以及零醣類，我們能夠徹底避免血液帶有過度的β類澱粉蛋白直通大腦，也能藉此避免血糖濃度過高對血腦屏障造成損害的風險。[2]

此外，在血糖濃度過高的環境之下，血液裡的胺基酸、胰島素、膽鹼以及許多其他物質通過血腦屏障的數量也會改變，這會讓大腦內的生物化學平衡一團混亂。[3]

麩質目前也被科學家懷疑是會攻擊血腦屏障的物質之一。目前有一組哥本哈根的研究團隊正在研究相關的現象，不過到目前為止尚未對此發表任何研究結果。

除了糖以及麩質之外，高半胱胺酸也會增加血腦屏障的負擔。高半胱胺酸是胺基酸轉換時所產生的半成品，自然在人體之中也只有少量的存在。然而，若是缺乏重要的營養素如葉酸與維他命$B_{12}$，這個特殊的胺基酸轉換作用就無法進行完全。在無法完全轉換的情況下，半成品高半胱胺酸便會開始在我們的體內堆積。這個半成品不只會傷害大腦，同時也對血管有害。哈佛醫學院的科學家目前也正在研究高半胱胺酸與血腦屏障之間的相對應關係，當然實驗對象並非人類，而是老鼠。因為老鼠和人類同屬於哺乳類動物，因此許多過程相當類似。首先，研究人員先讓老鼠進行節食，好讓老鼠體內的高半胱胺酸升高。接著，研究人員給老鼠含有少許葉酸、維他命 $B_6$、$B_{12}$ 以及微量膽鹼的飼料。膽鹼被視為類似維他命的替代品，可以在蛋黃與肝臟內發現大量的膽鹼。我在我的病人體內也時常檢測到類似的情況：偏低的葉酸值、維他命 $B_6$ 值與 $B_{12}$ 值。我們幾乎可以說，這批處在節食情況下的實驗老鼠的營養攝取情況，就是工業化國家裡一般民眾的營養攝取縮影。經過兩個月的實驗以後，研究員開始檢查老鼠的血腦屏障與高半胱胺酸狀況。節食項目達到了研究員期待的效果，老鼠體內的高半胱胺酸數量大幅提高。除此之外，老鼠的腦血屏障門戶大開，那些有害大腦的物質相當順利地流入大腦神經元內。因此，科學家們得出了如下的結論：濃度過度的高半胱胺酸有助於形成阿茲海默症、巴金森氏症以及其餘與腦部病變相關的病症。在老鼠實驗中，僅僅只需要八週就能達到創傷腦部的目標。[4] 然而，一般中西歐的民眾卻維持這種飲食習慣長達一輩子之久，這麼看來，阿茲海默症、巴金森氏症和憂鬱症的患者人數不停增加似乎也沒什麼好驚訝了。

這個實驗再次證明了錯誤的生活習慣會讓大腦生病，而且僅是攝取碳水化合物就足以讓人生病。這些我們習以為常的食物並不一般，它們是讓人體生病的物質。光是以糖分攝取的份量來舉例，就可以一窺端倪。單單在過去兩百年之間，人類攝取糖分的比例就已經提高到了一千兩百倍。你沒有看錯：一千兩百倍！也就是說，每個人平均而言每年攝取兩公斤，提高至每年攝取二十六公斤的糖。糖，那個會損害血腦屏障以及大幅提高得到阿茲海默症機率的糖！如果你想要防止自己得到阿茲海默症，麻煩務必從今天開始捨棄所有的蛋糕、巧克力以及酒精飲品。當然，所有的白麵粉精製食品也必須捨棄。如果你真的很想念糖的味道，那就吃一塊白麵包（去除麥糠和胚芽小麥粉烘培而成的麵包），並且仔細地咀嚼，你會慢慢發現甜味開始散佈在你的口齒之間。

第 **5** 個建議

# 好好愛護你的腸道

人類的大腦和腸道有著直接的接觸，腸道也有直通大腦的管道，因此大腦的健康狀態和腸道息息相關。只要腸道發炎了，大多數會反應在慢性消化的問題上，而腸道的發炎症狀也會很快地在大腦內擴散開來。腸道與慢性疾病有無相關聯性，正是目前相當熱門的研究領域。無獨有偶地，科學家也發現多數患有自閉症、阿茲海默症、巴金森氏症、憂鬱症與其他類似腦部疾病的患者，大多也深受腸道微生物群系問題的困擾。這意味著患者腸道內的的細菌狀態並不理想，通常這類腦部疾病患者的腸道也伴隨著發炎症狀。

腸道微生物群系這個主題直到近十年來才引起廣泛的研究與討論，然而其相關研究結果帶來了非常巨大的影響，直到今日已經可以確信：腸道在治癒與形成腦部疾病的過程中非常關鍵。對於想避免得到憂鬱症或阿茲海默症的人，實在非常值得花點時間好好照顧自己腸道的健康。曾經有過消化道問題或是腸躁症的人，請務必嚴肅看待自己的相關病史！請一定要主動尋求相關的諮商與治療！

如前所述，腸道微生物群系與大腦之間有著雙向的溝通管道。大腦會接收來自腸道關於微生物群的相關資訊，並同時釋出訊號以告訴腸道，請將蠕動與腸道黏液的生產恢復正常的規律。而腸道細胞和大腦細胞此時的溝通工具是透過免疫系統的荷爾蒙激素來進行，或者有時候是直接透過動作電位來完成。

健康的腸道會主動細心呵護大腦，因為腸道會生產出一種生長因子，其功能是負責養成與連接所有的神經細胞。它稱作腦源性神經營養因子，簡稱為「BDNF」，是「brain-derived neurotropic factor」的縮寫。單從字面上來看，意思是「影響腦神經元的因素」。腦源性神經營養因子會刺激新的突觸生長，也就是刺激神經細胞長出互相連結的渠道，它能夠大幅提高記憶力與思考能力。除此之外，腦源性神經營養因子也會刺激大腦細胞的成長，這點尤其反應在成人身上更為明顯。由於腦源性神經營養因子對於提升記憶力與促進大腦細胞生成的效果顯著，它可以說是治癒腦神經元退化疾病的超效解藥。當腸道內的維生群受到干擾時，結果不是導致腦源性神經營養因子產量大幅縮減，就是導致產量大幅增加。目前許多相關研究都指出，異常的腦源性神經營養因子指數和多數的大腦疾病如：憂鬱症、思覺失調症、強迫症、阿茲海默、失智症、心因性厭食症、心因性暴食症、雷特氏症都有連帶關係。在這些病症的採樣之中，多數的案例都有腦源性神經營養因子大幅缺少的情況，只有少部分案例是該因子超量。

擁有健康的、正確數量的腸道菌群，幾乎是每個來做排便樣本以檢查腸道微生物群系的病人的最終願望。遺憾的是，我到目前為止尚未看過他們之中有誰曾有過完全健康的檢體。但這也不意外，畢竟來接受檢測的人一旦曾經服用過抗生素，抗生素就會停留在身體內好幾個月，甚至幾年之久。除此之外，食用碳水化合物也會使腸道內的壞菌倍速增長，飲食內缺乏植物性膳食纖維也會對腸道微生物群系產生傷害。這些存在於我們厚厚腸壁之中的腸道菌，可以說是忠實呈現了我們的飲食習慣；可惜從腸道菌的反應看來，我們的飲食習慣一直都有待改善。

除了腸道微生物群系對於大腦的健康有著重要的作用之外，腸道壁的影響力也不容小覷。如前所述，腸道壁可能會破洞，這個症狀稱作腸漏症，就是指會漏出東西或者有破洞的腸子。這些破洞的大小約莫要使用顯微鏡才能看見，通常必須要透過血液檢查才能確認是否破洞，並不是直接從腸壁上就能判斷。患有腸漏症的受試者血液中可以測得某些特定的物質，這些特定物質是典型腸漏症患者都有的。它們藉由腸壁上的微小孔洞滲漏至血液之中，在血液裡引發病患產生各種不同的發炎現象，有時候發炎症狀甚至會蔓延到腦部。腸漏症尤其容易在憂鬱症與慢性疲勞症候群出現時同時發生，多數病徵都是因為服用了抗生素而開始產生，其餘狀況則是出於食用過多的糖、精製麵粉以及含有麩質的食品，另外有些是因為黴菌、真菌感染，或是缺乏維他命D、壓力過大、誤食重金屬與發霉食品而導致。

腸漏症不只會引發慢性發炎，同時也常會併發腦漏症，也就是病患的血腦屏障同時受到攻擊，使有害物質最終能通過血腦屏障抵達大腦，並在大腦內引發炎症。

**實用建議：重整你的腸道微生物群系**

- 要知道自己的腸道是否健康，可以自行以布里斯托大便分類法做檢查。你可以在網路上查詢到相關圖片與資料。

- 如果你排便不理想，請多花點時間照顧腸道微生物群系。最好的方法是吃腸益菌（益生菌）或是多吃膳食纖維，這些都會促進腸道益生菌的增生（益生元）。
- 除此之外，請捨棄碳水化合物（零醣類），並多吃新鮮的有機蔬菜，你的腸道健康會因此大幅改善。
- 下列是給予有便秘情況者的強烈建議：
  - 多攝取鐵質。
  - 勤做耐力運動。
  - 多喝水。
  - 吃天然優格。
- 下列是給予有腹瀉情況者的強烈建議：
  - 減少壓力。
  - 攝取維他命 $B_{12}$。
  - 禁止攝取酒精、糖類以及任何代糖製品、咖啡與任何牛乳製品。

第6個建議

# 認識大腦的免疫系統

大腦有自己的免疫防禦力。人類的大腦由許多特殊的細胞所組成，這些細胞稱作神經膠質細胞。它們是數量非常龐大的訊息傳導物質，遍佈在人體內的白血球，充斥在我們的軀幹、手臂和大腿裡。白血球的功用是用來防禦所有的異物、奇怪的細菌以及各種病毒，然而，這麼強大的白血球卻不會通過血腦屏障。這就表示，大腦內部的免疫系統有別於我們身體其他部位的免疫系統。

神經膠質細胞同時是免疫細胞也是大腦細胞，有著許多不同的類別。其中某些種類的神經膠質細胞沒有固定的駐紮地，而是會在腦內四處遊蕩，遊蕩至需要它們的地方。除了身為免疫細胞的任務之外，神經膠質細胞也經常擔當其他角色。它會協助神經細胞的成長與發展，同時也會幫忙修補需要修復的神經細胞。神經膠質細胞還會幫忙傳遞脂肪，參加神經訊息傳導的工作，以及讓腦內的發炎反應恢復正常。簡而言之，我們的中樞神經系統絕對不能沒有神經膠質細胞，它們可是所有細胞之中的超級英雄。

只要哪裡出現了微弱的訊號，神經膠質細胞就會立刻報到。它能夠用異常修長的手臂，一把將軸突、樹突、突觸全部連結在一起。它會保護大腦不受腸道微生物群系的入侵、不受脫髓鞘性疾病的威脅、避免精神創傷、癌症以及其他細胞受損。它同時也會監控、調和、清潔、維修、溝通、發號司令、運算統計、對抗所有的細胞以及有害物質，並且同時進行上列的全部工作。

一般而言，神經膠質細胞會在健康大腦內的所有神經細胞周圍，建立起一個統一型態的防護網。這麼神奇的神經膠質細胞不僅僅存在於大腦之中，也能在脊椎內見到它的蹤影。它的總數甚至比所有的神經細胞更多！我們的中樞神經系統大約有百分之七十由神經膠質細胞構成。

當異物或是病原體侵入腦內，尤其是血腦屏障失去過濾作用的時候，神經膠質細胞便會在幾分鐘之內趕到現場。它們會立刻改變防護網的結構，然後組成吞噬細胞，而吞噬細胞會負責將侵入的異物以及所有細菌完全剷除。神經膠質細胞最主要的防護功能就在於組成不同的訊息傳導物質，並以此來引發發炎反應。因此，大腦內的發炎作用蔓延地相當快速。神經膠質細胞不只會在血腦屏障出現漏洞時遞發炎訊息，當過多的自由基造成災難時，神經膠質細胞也會做出反應。尤其是當粒線體只剩下碳水化合物可以用來生產能量因子，而導致自由基倍數增加的狀況之下。換句話說，當你在吃義大利麵、披薩或是法棍三明治的時候，你腦內的神經膠質細胞會立刻發現這件事，並且以發炎反應對你提出警告。

就連心理壓力變大的時候，神經膠質細胞也會改變它們的固定活動，並拉起警報，組成促進發炎的細胞激素。典型來說，腦部發炎經常好發於憂鬱症或是偏頭痛的病患身上，而這兩種疾病經常是因為壓力而引起的。不論是因為吃了過多的碳水化合物或者是因為壓力過大而導致腦部發炎，此時的神經膠質細胞除了拉警報、組成引起發炎的細胞激素之外，還會產生其他許多對大腦有害的物質。此外，請你減少使用血清素，因為這東西只會讓你全身無力、毫無生氣、生病或是更憂鬱。神經膠質細胞拉警報的狀態，一般來說也經常在阿茲海默症、多發性硬化症、自閉症、憂鬱症以及其他相似的大腦疾病中出現。

第7個建議

# 認識慢性發炎反應

健康的免疫系統會以發炎反應來對抗外來入侵物以及病菌，受到波及的身體部位會腫大、疼痛，並且紅腫發熱。例如我們感冒時候的喉嚨、被蚊蟲叮咬後的手臂，差不多就是這個樣子。一般來說，當敵人被擊潰之後，免疫系統就會自動歸位，回去執行它原本的任務。然而多數現代人卻在生活中深受慢性發炎之苦，於是免疫系統在這個情況下，必須無時無刻、日夜不停歇地與之抗爭。而這個讓免疫系統疲於奔命的慢性發炎反應，卻是基於錯誤的飲食習慣、攝取有害物質、來路不明的感染源、生活壓力與現代人缺乏運動導致而成。

基於成因普遍，因此與所有現代人息息相關。大部分的人飲酒過量、攝取過多的糖分、運動太少，又長期處在工作壓力之下。除此之外，家庭的照護與個人的休閒瓜分了現代人大多數的剩餘精力。於是乎，幾乎每個人都有慢性發炎症狀，唯一的差別是有些人比較嚴重，有些人則還好。

免疫系統因為體內的慢性發炎問題幾乎是全天候運作，這降低了免疫系統對抗入侵物與病菌的能力。因此有慢性發炎反應的人通常也比較容易感冒；相反地，身體沒有慢性發炎狀況的人幾乎很少生病。你甚至可以說，慢性發炎反應是將人體免疫系統搞得一團糟的元凶。嚴重時，它甚至會引發自體免疫疾病，讓免疫系統錯亂地攻擊健康的細胞。更因為血腦屏障此時已經遭受攻擊，慢性發炎反應更可以長驅直入大腦，引起慢性發炎反應的有害異物當然也毫無障礙地一起進入了大腦內部。

當大腦開始有發炎反應的時候，便會逐漸形成下列的腦部疾病：憂鬱症、焦慮症、偏頭痛、阿茲海默症、注意力不足過動症以及其他相關病痛。現在，只要你及時預防，提早認識慢性發炎反應的特徵並且著手改善，我們就可以一起防治這些腦部病變的疾病。

●●● 自我診斷 ●●●

## 我是否有慢性發炎反應？

| | |
|---|---|
| 我有季節性或地域性（例如居家處塵蟎多的地方）好發的過敏。 | 是／否 |
| 我對特定的食物過敏。 | 是／否 |
| 我的工作場所採光不良或是通風不良。 | 是／否 |
| 我經常接觸化學物品（家事清潔用品亦同）、殺蟲劑、噪音或者重金屬。 | 是／否 |
| 我每年感冒的次數頻繁。 | 是／否 |
| 我時常受皮膚發炎、皰疹或其他口腔疾病所苦。 | 是／否 |
| 我有氣喘或是支氣管炎疾病。 | 是／否 |
| 我有異位性皮膚炎、青春痘或是乾癬（銀屑病）。 | 是／否 |
| 我有關節炎。 | 是／否 |
| 我有自體免疫疾病（風濕、紅斑性狼瘡、橋本氏甲狀腺炎）。 | 是／否 |
| 我有腸道疾病或是腸躁症。 | 是／否 |
| 我的情緒起伏很大，並且有情緒管理的問題。 | 是／否 |

| | |
|---|---|
| 我有心血管疾病問題或是我曾經有過心臟病。 | 是／否 |
| 我有糖尿病或是體重過重。 | 是／否 |
| 我經常處於高壓狀態。 | 是／否 |
| 我每週喝超過三杯含酒精的飲料。 | 是／否 |
| 我每週運動少於一百二十分鐘。 | 是／否 |

做完上面的自我診斷，如果你回答「是」的次數相對頻繁，那麼你有慢性發炎反應的可能性就相當高；回答「是」的次數越高，情況就越嚴重。只要上面的檢測量表內有一項符合你的症狀，那麼可以想像你的免疫系統目前正受此干擾而處在較為虛弱的狀態。[5]

---

再說一次，慢性發炎反應可以透過零碳水化合物、基本的營養補給、運動、足夠的睡眠以及正面的思考改善。

第8個建議

# 認識被高估的基因

多年來，科學家一直試圖找出特定的基因排列組合與人類罹患疾病的關聯性，然而始終沒有得到太多的研究成果，沒有哪一組特定的基因組合排列和疾病的發生有著絕對的關聯。決定是否得到疾病的關鍵，並不在於基因序列是「哪一組」基因，而是在於那組基因是否為「活性基因」。然而，基因表現卻掌握在你自己手中。這意味著，你的生活習慣可以決定基因表現是有益健康，抑或是容易引起疾病。

基因序列位在人類的DNA上，而DNA又成群結隊旋繞在一起組成染色體。人類正常的染色體有四十六條，兩兩成對。每個人體內的每一個細胞都有一組完全相同、彼此纏繞的四十六條染色體，我們體內的所有細胞也因此擁有完全一樣的基因序列，只不過每個不同細胞的基因表現不盡相同。舉例來說，肝臟細胞裡的基因表現就和神經細胞的基因不同。基因隱含了許多重要的資訊，包括身體內許多不同的因子是如何組成。這些因子相當重要，因為它們在人體內統籌運作著不計其數的各項功能。

當科學家在一九九〇年開始解鎖人類的基因密碼時，當時的醫學界對此寄予很高的期望，希望最終能夠在這個領域裡找到許多難纏疾病的成因。然而，這個希望完全落空。隨著研究計畫進行地越深入，情況就越清楚：疾病的出現並不取決於遺傳條件，而是人的生活方式。這可真是個天大的好消息！沒有任何疾病是由先天基因決定。在絕大多數的情況下，你的生活方式就決定你身體是健康或是生病，而這點你完全可以控制。換句話說，今天就算你的祖母以及你的母親都罹患過乳癌並因此病逝，這不代表你就會死於乳癌，你完全有機會健康地過完一生，只要你攝取正確足夠的營養元素，執行零碳水化合物、規律運動以及保持健康的正向思想。這些因素都可以決定你身體裡的哪些基因會被啟動，而哪些基因又會被關閉。經過基因研究人員們首次全體失望的時代之後，另一個更為有趣的研究領域逐漸興起，即表觀遺傳學。表觀遺傳學的研究著重在基因的表現。

截至目前為止，學者已經公開發表過許多不同的基因表現程序，其中一個最重要的程序就是甲基化。甲基是一串簡單的化學元素集合，它由一個碳原子以及三個氫原子所組成，並聚於ＤＮＡ上。如果一個位置上聚集了過多的甲基，那麼這一處的基因訊息就會比較少被檢索與使用，亦即呈現為沉默、被關閉功能的狀態。在基因比較常被使用的的位置上，則比較少有甲基群聚或是幾乎沒有甲基的存在。也就是說，這個位置的基因是活性的、開啟的狀態。在患有慢性發炎反應的人體與健康的人體身上，ＤＮＡ的甲基化狀態有著明顯的差異。研究顯示，在有慢性發炎反應的病人身上，許多ＤＮＡ區域只有少部分被甲基化，總地來說，就是病人體內缺乏甲基。同樣地，在神經疾病患者如自閉症、注意力不足過動症、憂鬱症以及阿茲海默、巴金森氏症，或者其餘類似疾病的患者身上，甲基化的狀態也與健康者相當不同。

而甲基最重要的來源莫過於蛋胺酸。蛋胺酸是必需胺基酸的其中一種，主要來源是紅肉、魚肉、雞蛋、堅果以及碗豆。我們的身體會將一部分的胺基酸提供給ＤＮＡ，好讓甲基化順利發展；剩餘部分的胺基酸則提供給高半胱胺酸使用，最後拆解成天然胺基酸半胱胺酸。而人體隨時可以將高半胱胺酸重組為蛋胺酸，這個過程最基本的要件就是人體內要具備足夠的維他命 $B_{12}$ 以及葉酸，這是必要的兩個營養元素。如果缺乏這兩者，便會生成出品質不良的高半胱胺酸，身體也會因此開始缺少蛋胺酸。而蛋胺酸正是基因表現過程極為需要的元素，缺乏蛋胺酸只能形成不健全的甲基化模組，進而導致身體生病發炎。

如果並不是因為天生的基因，那麼為什麼某些疾病仍舊經常在各個家族裡不停出現呢？這就是生活習慣的魔力。人類畢竟是需要社會的群體生物，而且傾向全然複製、吸收周圍生活環境的人們的行為，特別是來自父母親的行為。在某些特殊的情況下，我們會不自覺感受到壓力或者覺得放鬆。我們從小和父母親一起用餐，所以飲食習慣大致相同，而且我們也和父母親在類似的環境內生活。於是，這樣高度相似的生活習慣決定了家族裡常見的疾病是否會再出現。

**・・・自我診斷・・・**

**我的飲食習慣內是否含有足夠的蛋胺酸、葉酸以及維他命 $B_{12}$？**

| | |
|---|---|
| 我每天吃很多有機蔬菜以及（或者）有機沙拉。 | 是／否 |
| 我每天吃很多有機豬肉、牛肉、有機家禽肉類或者有機魚肉。 | 是／否 |
| 我每天吃複合維他命B群膠囊。 | 是／否 |
| 我每週喝的酒精飲料少於三杯。 | 是／否 |

| | |
|---|---|
| 我沒有服用避孕藥。 | 是／否 |
| 我沒有服用任何胃酸抑制劑。 | 是／否 |
| 我的生活中沒有接觸任何空氣汙染、化學製品或著重金屬產品。 | 是／否 |

上述選項中回答「否」的次數越多，基因缺乏甲基化的情況就越嚴重。

第9個建議

# 讓你的大腦有充足的睡眠

人的大腦在睡眠時會產生一種特殊的液體，用以沖洗掉腦內所有的老廢物質與有害物質，但是醫學界直到二〇一三年才發現了這種液體與其功用。大腦有夜間清洗功能障礙的人比較容易產生腦神經退化的相關疾病，例如失智症或是肌萎縮性脊髓側索硬化症（Amyotrophe Lateralsklerose，簡稱ＡＬＳ，俗稱漸凍人症）。睡眠不足或有睡眠障礙的人的血腦屏障也會受損，導致不屬於大腦的異物也能抵達大腦，並且引發發炎反應。

丹麥的科學家麥肯．尼德佳德教授（Prof. Maiken Nedergaard）以及她所屬的研究團隊曾經在老鼠身體上研究這種特殊液體的功能。研究團隊發現，這種液體在老鼠清醒的時候幾乎毫無動靜，然而當老鼠進入睡眠之後，這種液體便高速流動於其細小的渠道內。這個系統與我們的淋巴系統相當類似，只是淋巴系統無法到達大腦而已，於是尼德佳德教授擷取神經膠狀物質與淋巴兩個字，將之稱為膠狀淋巴系統。也因為神經微膠細胞是組成液體流動渠道的元素，並且具有調節的功能。這個系統會在我們於夜間睡眠的時候，清除大腦內如β類澱粉蛋白之類的有毒物質。在實驗老鼠睡覺的時候，β類澱粉蛋白在牠們腦內的濃度大幅降低，降低速度比起老鼠在清醒時快了近兩倍。除了這份研究之外，還有更多早先的研究學者同樣指出，人腦內的β類澱粉蛋白濃度在睡眠時期會大幅減低，只是這些研究學者至今尚未無法對此解釋。

除了神經膠質細胞可以控制膠狀淋巴系統之外，具有同樣功能的還有荷爾蒙正腎上腺素。正腎上腺素是壓力荷爾蒙的一種，它也具有神經傳導物質的功能。在高濃度正腎上腺素的環境下，腦內的膠淋巴液體流動地較為緩慢。目前為止科學家一致認同，缺乏膠淋巴液體的循環流動對於形成如阿茲海默症與巴金森氏症的腦神經退化疾病有相當大的關係。在低濃度的正腎上腺素環境下，亦即人在晚上就寢與放鬆的時候，膠淋巴液流動的速度則會增強。[6]

另外，墨西哥的研究團隊發現，缺乏睡眠會對人體產生壓力，因為缺乏睡眠會讓皮質醇指數升高。因此，這個壓力荷爾蒙接著會對免疫系統下達準備作戰的指令，這會引起腦內輕微的發炎反應，而這個發炎反應會攻擊血腦屏障。於是血腦屏障再次門戶大開讓有害物質進入大腦，進一步引發更多的發炎反應。[7]

睡眠對你的大腦健康有著無比的重要性，睡得好的人就能大幅減少慢性發炎的風險。如果你已經出現了大腦疾病的徵兆，對此睡眠有助於治療。現在社會的多數人都沒有給予自己足夠的睡眠時間，與其待在床上好好睡覺，他們寧可熬夜看電視、打電動，三更半夜仍舊流連忘返於網路購物或社群媒體裡。另一群人則是想睡卻睡不著，他們翻來覆去卻無法入眠，通常這如果不是因為缺乏正確的營養攝取，就是思緒還在腦裡打轉而著無法靜下來。想知道該如何一覺好眠，請參閱我二〇一七年的著作《好好睡》（*Das Schlaf-gut-Buch*）。

### 實用建議：好好睡一覺吧！

請你給自己足夠的時間睡覺。平均而言，正常人需要每晚七到八個小時的睡眠時間。請根據下列兩點來檢視你究竟有沒有睡滿足夠的時間：

1. 你早上起床的時候，覺得自己睡飽了。
2. 你一整天都覺得相當有精神。

## 第10個建議

# 徹底改造你的大腦

人的大腦終其一生都不停發展，無時無刻都在改變。現代科學甚至發現，神經細胞會自己建構出更多神經細胞。這個說法直到一九九〇年代都還被科學家視為無稽之談，如今醫學界已經證實，人體的神經細胞受到腦部創傷之後，或是腦部細胞因為腦神經退化疾病而造成損害之後，居然可以從大腦的其他區域移民到這個先前受創的區域。移居到受創區域的神經細胞代替了原先已經死去的細胞，並且一肩擔起原先細胞的所有任務。而初來乍到的新神經細胞在剛學會所有任務的這段時間內，大腦內的替代過程會變得相當活躍。

很長一段時間以來，科學家認為在成人的大腦裡並不會組成新的大腦細胞，然而這項說法目前已經被其他證據推翻。雖然細胞在成人的大腦裡不若嬰兒時期或幼兒時期的大腦一樣形成快速，但是成人大腦一樣會形成一些新的細胞。醫學的專有名詞稱作神經新生。生活方式可以決定神經新生的多寡，不只是身體的活動，連同我們的思考都能促進神經新生的增長。關於神經新生率以及人體活動的相關聯性，目前學界有相當豐富的研究。可以確定的是，大腦在我們運動的時候會產生腦源性神經營養因子，進而促進神經新生。如果成人能夠維持相對健康的生活方式，那麼他甚至能夠在大腦內的海馬迴內形成非常大量的新細胞。海馬迴是大腦一個相當重要的部分，它負責將短期記憶裡的資訊轉換成長期記憶。相反地，壓力則會抑制腦神經元的生長。皮質醇，也就是壓力荷爾蒙是造成這個現象的主要原因。在一個長期處於壓力下的人體的大腦內，新形成的腦神經元數量明顯地比較稀少。[8]

不論是因為受傷、中風或是其他的慢性疾病，當腦神經元逐漸死亡的時候，緊鄰的細胞就會舉家搬入這個受損的細胞組織，新的細胞會在那裡接手受損腦細胞原先的功能。基於這項發現，醫學上研發出了針對中風患者的復健治療方法，也就是強迫使用治療法（Forced-Use-Therapie）。

所謂的「Forced Use」便是指強迫使用，例如練習使用叉子將食物送進嘴裡的重複循環運動。在強迫使用治療法中，中風的病人必須強迫自己使用那隻因為中風而不聽使喚的手，練習這項進食的動作。為了讓病人在練習時不至於嘗試去使用健康的那隻手來進食，所以在練習的時候會特意地以護具固定住病患健康的那隻手，以限制它的活動。除了手部以外，腳和腿部也能夠以這種復健方法進行治療。有些診所能夠一次提供為期兩週的治療，而這樣的復健治療要每天進行六個小時，並且必須一對一地由護理人員陪同進行。這樣密集的訓練效果相當驚人，它能夠促使剛搬進去的新腦部細胞隨著機動化的運作，逐漸接管受損腦神經元的功能。中風的患者因此能夠站得更穩、走得更好、活動起來更順暢；而最佳的復原情況，便是病患接受復健治療完畢之後，繼續每天持續地練習。9

想擁有健康的大腦，有兩個形成過程最為重要：第一個是新的腦神經元的形成，也就是所謂的神經新生；另外一個則是不停地讓已經存在於腦內的神經細胞互相連結，該過程稱為神經可塑性。在人類的幼兒時期與青少年時期，人體內大量自然生產的腦源性神經營養因子會協助這兩個生產過程的進行。除此之外，孩童與青少年每天學習的時間也比成人來得多，這也會額外促成神經新生以及神經可塑性。在成人的年紀裡，決定這兩樣生產過程的最重要因素則為生活方式，而這尤其取決於三個因素：是否進行足夠的思考運動、身體運動，以及保持粒線體的健康。

若是大腦要將眾多的資訊儲存下來，必須透過腦神經元新生出與另一個腦神經元的連結。而腦神經元只有在我們學會了資訊的內容之後，或是我們改變自己每天的例行活動與習慣時，才會有所反應。當我們在學習一個新的動作循環時，也會讓腦神經元產生新的連接。舉例來說，當人突然更改跑步的姿勢時，大腦會受到強烈的刺激並受到強烈的挑戰。試試看，當你走路時不要讓腳跟先著地，而是改成先讓腳趾與腳掌輕輕落地。這樣的走路姿勢不只能保護你的關節，同時也能促進腦神經元間新增連結。同樣地，學習一個新的樂譜也會正面改變我們的腦細胞。醫學上甚至發展出特殊的訓練計畫，專門用來增強神經可塑性。這些資訊你也可以在網路上搜尋得到，分別有適合阿茲海默症患者的訓練計畫、適合巴金森氏症或憂鬱症患者的各種不同訓練。

而粒線體的健康與否，關乎著我們腦內的神經細胞是否能相互連接。人腦內的粒線體是細胞轉變時必要使用的能量來源，如果缺少粒線體提供的能量，細胞的改變就相當有限。目前研究學者認為，粒線體在神經可塑性的過程中相當關鍵。[10]

## 實用建議：訓練你的大腦

- 學習一個新的動作，例如新的舞步或是一種全新的運動。
- 改用腳的前半部先落地來行走與跑步。
- 選擇一個你目前正在規律進行的運動類別，然後改善其中的流程。
- 學習一項新的樂器或是一首新的樂曲。
- 學習新的知識。
- 改變你的日常習慣。
- 好好關心你腦內粒線體的健康狀態。相關資訊請參閱第三個建議。

# 你的大腦在求救，它生病了！

引起慢性腦部疾病的原因，追根究底通常都是類似的毛病：發炎反應、氧化壓力、病毒感染與腸道問題。碳水化合物、酒精、肥胖、缺乏營養與運動、過多的壓力都是誘發這些毛病的最根本原因，它們有時會集中攻擊腸道，有時則是破壞免疫系統。同樣的毛病最後會透過其他形式表現出來：注意力不足過動症、自閉症、憂鬱症、偏頭痛、巴金森氏症或是阿茲海默症。但是，你並不一定要受這些問題所苦。在本章節中，你會了解如何避免這些疾病。

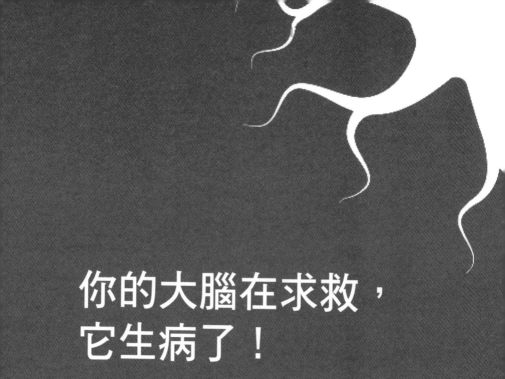

## 第11個建議

# 認識危險物質碳水化合物

最新的科學研究結果明顯指出，不論是憂鬱症、巴金森氏症、失智症或是過勞，這些慢性疾病都是因發炎反應與疲弱的免疫系統而起。而這全部的問題又主要是源於人類食用過多的碳水化合物：精緻麵包、麵條、甜食、馬鈴薯與精製米。

不論這些碳水化合物是從哪裡攝取而來，都會對人體產生影響。而澱粉類別裡，又特別以馬鈴薯和穀物內所含有的葡萄糖分子比例為最高。一般的家用糖是以蔗糖製成，而蔗糖由一部分的葡萄糖分子和一部分的果糖所組成。澱粉和蔗糖之間唯一的差別在於，吃完一個全麥麵包之後的血糖上升速度，比喝了一杯加了蔗糖的咖啡來得慢而已。但是從對身體健康與否的角度來看，重點不在於血糖上升的速度快慢，而是你攝取的碳水化合物總量。

早在一九七三年，加州的科學家就已經指出碳水化合物會削弱人體的免疫系統。

在這些科學家的實驗中，自願受試者在每天早上尚未進食之前會進行抽血，讓研究人員分析血液中不同免疫細胞的活動性與數量。接下來，研究人員會在一組受試者體內注射一劑病毒細胞，接下來每個小時檢測受試者的免疫系統反應。而另一組受試者不只會被注射病毒劑，還會另外注射一百公克的碳水化合物。在這一組受試者的免疫系統檢測裡，研究人員發現，在注射了碳水化合物之後，受試者的免疫系統抵抗力下降了百分之四十。直到五個小時後，這組受試人員的免疫系統抵抗力才會回復到原先的狀態。實驗顯示，第二組受試者在接受完碳水化合物注射劑的頭兩個鐘頭，他們的免疫系統呈現出尤其明顯的疲弱狀態。

你先想像一下你的日常生活，當你在早餐時光開心享受草莓果醬麵包、蜂蜜麵包或是果乾麥片時，你的免疫系統正逐漸變得疲弱。接下來，在你的免疫系統好不容易從早餐回過神來時，午餐的義大利麵或是披薩又再度給它一次重擊，抵抗力再次歸零。等它再回過神已是好幾個鐘頭後，晚餐的香腸麵包或是乳酪麵包又會再度摧毀它。如果這些攻擊還不夠有力，下午茶的蛋糕點心也足夠為免疫系統補上一拳重擊。這些都是一九七三年學界就已經公開的研究結果。[11]

人體受到碳水化合物攻擊的地方，並不是只有免疫系統而已，而是整個身體裡的每一個細胞都深受碳水化合物的負面影響。腦內的粒線體如果不是攝取脂肪酸來生產能量，而是透過攝取碳水化合物來生產能量，那就會附帶產生數量龐大的自由基。

這些大量產生的自由基會攻擊人體內的分子與細胞。免疫系統為了清除被自由基攻擊後殘缺不全的分子與細胞，必須有所作為，因此發出了發炎訊息，這導致引起發炎的細胞激素大量增產。如同前面章節所解釋過的，細胞激素是免疫系統的特殊訊息傳導物質，高濃度的細胞激素經常是引起憂鬱以及其餘慢性疾病的首要原因。

如果放棄了碳水化合物，我們還能吃什麼呢？照理來說，蔬菜和水果也含有許多碳水化合物，不過它們的含量遠比麵包和義大利麵要少得多。一方面，本地生產的水果與蔬菜所含的碳水化合物遠比穀物加工製品來得少；另一方面，它們也比穀物加工製品含有更多的天然營養。就算是合成的植物成分也含有相對多數的天然營養，然而這方面對人體的貢獻與詳細效果尚需更多研究來證明。

請你每天不要吃超過五十公克的碳水化合物，這個數量已經是一整份大份的蔬菜、水果，再加上一些堅果所含有的碳水化合物量。

請務必完全戒掉糖、麵包以及其他的麵粉類產品，還有含糖類高的水果如芒果、香蕉，連帶地包含果汁、龍舌蘭根部萃取物的相關產品，例如：各式糖漿。上述這些食品都含有過多的果糖，對你的健康有百害而無一益處。

**•••自我診斷•••**

## 我是否食用過多碳水化合物？

| | |
|---|---|
| 我會每天（或是一週好幾次）吃麵包或是小圓麵包。 | 是／否 |
| 我會每天（或是一週好幾次）吃義大利麵或是披薩。 | 是／否 |
| 我每天喝加糖的咖啡或是加糖的茶。 | 是／否 |
| 我會每天（或是一週好幾次）吃甜食點心。 | 是／否 |
| 我會每天（或是一週好幾次）喝一杯或是好幾杯啤酒。 | 是／否 |
| 我一週吃好幾次含糖優格或是含糖的飯後甜點。 | 是／否 |
| 我會每天（或是一週好幾次）吃果醬、蜂蜜、榛果巧克力醬。 | 是／否 |
| 我會每天（或是一週好幾次）吃甜的蛋糕或是派。 | 是／否 |

做完上面的自我診斷，如果你有一次以上勾選「是」，那麼就顯示你食用過多的

碳水化合物，並且正在削弱你的免疫系統。答「是」的次數越高，你的免疫系統受創的情況就越嚴重，得到憂鬱症、過勞與失智症的風險就越高。如果你已經患有任何一種慢性疾病，請你務必停止食用碳水化合物，因為它正在降低你痊癒的機會。

# 第12個建議
# 小心高半胱胺酸

多數的慢性腦部疾病患者體內的高半胱胺酸指數較高，而高半胱胺酸會傷害血管與腦部細胞。當然，沒有人會天天沒事去做血液檢查。科學家粗估，在四十歲左右的年齡層裡，大約百分之八十的人有過高的高半胱胺酸指數。

波士頓大學醫學院的研究人員收集了六百六十七份女性以及四百二十六份男性的血液檢查，用以研究高半胱胺酸指數與健忘之間的關聯性。這批受試者的平均年紀為七十六歲，在第一次血液檢查八年之後，同一批受試者再次接受血液檢查。與第一次血液檢查不同，這次受試者必須接受健忘症檢查。結果顯示，血液裡高半胱胺酸呈現高指數的受試者，其罹患失智症的比例是血液裡高半胱胺酸指數較低者的兩倍之多。當血液裡的高半胱胺酸指數超標時，每超出十五微莫耳（μmol/l），罹患阿茲海默症的機率就增加百分之四十。這項研究更顯示，高半胱胺酸指數對失智的影響與年齡、性別及基因遺傳無任何正相關。[12]基因是無辜的，該怪罪的是我們的生活方式，是我們選擇的生活方式將我們帶往健忘以及失智的疾病深淵。

高半胱胺酸的高指數也間接幫助巴金森氏症、憂鬱症、偏頭痛與其他類似腦部疾病的形成。除此之外，在多數心血管疾病患者的血液裡，也能測得偏高的高半胱胺酸指數。高半胱胺酸會自然而然地在人體新陳代謝的時候產生，它屬於非蛋白胺基酸的一種，意思是人體不會使用它來組成蛋白質。雖然如此，這個新陳代謝產生的半成品還是有其用處，它能夠再次被改組。高半胱胺酸能夠被改造成為蛋胺酸，如先前章節所提到的，蛋胺酸是關閉與開啟基因的必要元素。不過，要讓高半胱胺酸轉換成蛋胺酸，身體便需要足夠的葉酸、維他命$B_6$與$B_{12}$。如果缺少這些元素，改組就無法完成，高半胱胺酸便只能堆積在體內，持續殘害血管以及大腦。

反之，如果人體內所需的維他命與酶足夠高半胱胺酸進行改造，那麼我們的身體就會自動將高半胱胺酸轉化成有用的蛋胺酸與半胱胺酸。這兩種胺基酸都是身體最需要的胺基酸之一。蛋胺酸除了在啟動基因時能派上用場之外，也是人體許多基礎生產過程所需的要素。舉例來說，蛋胺酸會參與製造神經傳導物質的過程，人體肌肉細胞生成的過程也能見到它的足跡。而半胱胺酸是生產穀胱甘肽的必需條件。穀胱甘肽是人體裡最強效的抗毒氧化劑，它會保護大腦不受自由基的攻擊。

總結來說，葉酸、維他命$B_6$與$B_{12}$有兩種功用：將有害的高半胱胺酸分解，以及轉變為保護大腦的穀胱甘肽。

**實用建議：檢測你的高半胱胺酸**

- 請每年接受血液檢查，並請醫生測量你的高半胱胺酸指數。理想的指數是五微莫耳以下，十微莫耳以下則是可接受的安全範圍。
- 部分醫師與實驗室也將十五微莫耳以下列為安全範圍之內，但是這會導致嚴重的後果！十五微莫耳的高半胱胺酸指數已經足以提高百分之四十罹患阿茲海默症的風險。
- 如果你的高半胱胺酸指數超標：
  - 補充維他命B。相關資訊請參照第二十九個建議。
  - 放棄所有酒精飲品。

- 勤做運動。
- 減重。
- 戒菸。

# 第13個建議
# 了解酒精對大腦的殘害

酒精是細胞毒藥，並且會殘害人類大腦的神經細胞。許多人習慣喝酒，因為酒精會讓人產生放鬆感，然而這只是酒精在欺騙你。長時間來看，與其說酒精讓人放鬆鎮靜，不如說酒精殘害了人體。除此之外，酒精還會改變大腦內的生物化學製造程序，長期下來，酒精會顯著地改變大腦的整體結構，即便只是長期小酌而已。

由於酒精會對眾多不同的神經傳導物質產生影響，大多數人剛攝入酒精時會感到相當舒適，但長期飲用卻無法讓人永遠放鬆。原因如下：

**麩胺酸**：酒精會抑制人腦內活性神經傳導物質，也就是麩胺酸基的釋出。因此人腦內的神經細胞活動量大幅減少，於是產生大腦正在放鬆的感覺。

**γ-氨基丁酸**：酒精會強化安撫效用的神經傳導物質即γ-氨基丁酸的釋出。精神科使用的苯二氮平是常見的安眠鎮靜劑，也會產生與γ-氨基丁酸相同的作用。若是將酒精飲料與安眠、鎮定的藥劑同時使用，兩者會同時對大腦下達減低活動的指令，產生的效果之強，會使人體的心臟與呼吸一併停止，產生立即性的生命危險。

由於麩胺酸以及γ-氨基丁酸的正常分泌受到酒精的干擾，導致人體反應遲緩，從思考、語言以及行為都受到影響。這些人體反應上的改變會使得完全酒醉的人出現腳步蹣跚、口齒不清與走路易跌倒的情況。

**多巴胺：**酒精不只會欺騙人體，讓人感到放鬆鎮靜而已，它同時會刺激腦內的獎賞中樞。換句話說，它能提高腦內多巴胺的分泌量，這樣一來，就能讓人感到心情愉快。正因如此，才造成許多人一旦感到壓力過大或是遇到情緒問題時，就轉頭尋求酒精的安慰。在短暫的酒酣狀態裡，感覺似乎好多了。但長時間下來，酒精造成的傷害遠比它提供的放鬆功能來的多。因為越常借酒消愁的人，其腦內的多巴胺系統就越難起反應。換句話說，借酒澆愁的人所需的酒精量將越來越多，才能再產生同樣放鬆、心情愉悅的效果。這樣下去，會直到酒精將腦內的多巴胺完全釋放殆盡為止。這三種神經傳導物質的正常活動如果時常被酒精隨意更動，會導致人的情緒起伏不定，長期下來，嚴重的情況下將會導致憂鬱症。

飲用酒精對腦神經元造成的損害相當直接。最直接受到傷害的就是樹突，也就是神經細胞上的突起物，我們的神經細胞透過這些突起物才能相互串聯、互相交換訊息。樹突的數量遞減代表著神經細胞之間的接觸量遞減，這麼一來，將大幅降低人體的思考效率與記憶力。芬蘭的研究學者對此有著相當詳細的研究，他們以雙胞胎作為實驗測試者，並在實驗中分別測量兩人從三十歲到五十歲之間的飲酒習慣、飲酒數量，接著在雙胞胎六十五歲左右的時候，再次檢測兩者之間罹患失智症風險的比例。實驗的結果證實，芬蘭的科學家在規律飲酒習慣與喪失認知能力之間找到了有力的關聯性。單單是每月固定喝一次酒的實驗受試者，其罹患失智症的風險就有明顯升高的比例。[13]

### •••自我診斷•••

## 我是否飲酒過量？

| | |
|---|---|
| 我每天都喝酒。 | 是／否 |
| 我一週內會喝好幾次酒。 | 是／否 |
| 我一個月才喝一次或是少數幾次的酒。 | 是／否 |
| 我一年才喝一次或是少數幾次的酒。 | 是／否 |

做完上面的自我診斷，如果你有一次以上勾選「是」，那麼就表示你飲酒過量。

酒精對大腦而言是細胞毒藥，對你的健康絕對沒有任何正面的用處。更多關於酒精的研究報告請參閱享譽盛名的醫療專刊《刺胳針》（*The Lancet*）。[14]請務必試著戒掉你的飲酒習慣。

# 第 14 個建議

# 了解脂肪如何扼殺你的腦神經元

每增胖一公斤，改變的不只是你肚腩、腰間、臀部的美觀，也會影響你的大腦。即使你的體重稱不上是過胖，但是如果你體內的器官堆積了過多的脂肪，同樣會危害你的大腦。讓你記憶力衰退、大腦灰質消失、失智風險升高、情緒更加起伏不定。

身體脂肪會改變腦神經元，讓腦神經元對於多巴胺的反應不再靈敏，即便神經傳導物質釋放出訊息，腦細胞也變得甚少有所反應。就算是多巴胺大量釋出刺激，腦細胞也無法再感受到多巴胺的鼓舞，於是心情一路跌到谷底。除此之外，你將會覺得重要的任務對你而言越來越難完成，那是因為腦神經已無法接受到任何想完成任務的動機與激勵了。

體重過重通常是由胰島素引起。超標的胰島素會反過來會攻擊人體的血腦屏障，於是衰弱的血腦屏障門口大開，有害物質流向大腦。接著大腦送出發炎反應訊號，發炎反應攻擊腦神經元。所有腦神經元中，尤其以海馬迴受到的發炎反應攻擊最為嚴重，當這個區域遭受攻擊的時候，下場就是記憶力衰退。因為海馬迴最重要的功能，就是將腦內的資訊從短期記憶區移到長期記憶區。無怪受到肥胖所困擾的患者，通常也都深受學習困難與偏低的記憶力所苦。

英國的研究機構有一項相關的實驗，研究人員對一萬兩千零八十七名、年齡介於四十五到七十六歲之間的自願受試者進行腦部斷層掃描。這些掃描會顯示出腦部的白質與灰質的密度，再同時搭配受試者的身高體重指數一起計算。我們腦部的灰質大多由腦神經元的細胞體所組成，而絕大多數的神經纖維即軸突，那個腦細胞體較為纖長的手臂，則是腦部白質的組成物。科學家依翁娜．黛坷（Ilona Dekers）以及她的研究團隊指出，體重超重患者的腦部灰質成份比一般正常體重者要來得少。也就是說，肥胖者大腦內所擁有的神經細胞比一般正常體重的人要少。值得一提的是，實驗中再度提及，造成腦神經元減少的原因正是發炎反應。因為在脂肪細胞裡會形成發炎反應，而發炎反應會釋放訊息傳導物質，接著引起大腦發炎。除了肥胖之外，缺乏運動也會導致大腦喪失腦神經元。[15] 一般而言，體重過重的患者罹患失智症的風險也比較高。

## 實用建議：檢測你的體脂肪比例

請測量你的體脂肪比例。一般坊間賣給個人使用的體脂計經常無法測量準確，所以請至專門的運動醫學診所、運動健身中心或是物理治療中心，請專業的人員替你測量體脂肪以獲得精確的數據。

| | 女性 | 男性 |
|---|---|---|
| 健美 | 10～20％ | 2～13％ |
| 苗條 | 21～24％ | 14～17％ |
| 普通 | 25～31％ | 18～24％ |
| 過重 | 超過32％ | 超過25％ |

以上數值依照美國運動委員會（American Council on Excercise）的標準。依據我三十年以上的觀察經驗，一個真正健康的人，其體脂肪比例通常會落在與健美級別相差不遠的體脂肪比例區間。

## 第15個建議

# 請遠離壓力

壓力會讓大腦細胞逐漸死亡，並引發大腦內部發炎，最後改變整個腦部的作用流程。心不在焉、丟三落四都是人體反映壓力的典型初期表現，長期累積的壓力則會提高人腦罹患慢性腦部疾病的風險。

人類的大腦由許多不同的區域組成，每一個區域有各自管轄與負責的特殊功能。例如杏仁核，又稱杏仁體，即為負責處理情緒的部位。當人處在壓力之下，大腦內的杏仁核運動就會變得非常活躍。根據哈佛大學醫學院的瑞絲樂博士（Dr. Ressler）的研究顯示，杏仁核在備感壓力的影響下會消耗大量的腦部能量。當腦內的能量需求增加，腦神經元就需要更多的氧氣輸入。大腦在這個情況下會優先供應杏仁核所需的氧氣，因此其他區域則會獲得較少的供氧量，並因此減少它們的各項活動，其中也包含了負責管理記憶力的區域。瑞絲樂博士解釋，這也是為何處在壓力之下的人經常出現出現忘東忘西的症狀。最典型的例子就是，每當你快要遲到的時候，出門前就會找不到鑰匙和錢包，那是因為此時大腦裡最重要的幾個區域沒有獲得足夠的氧氣。這也是為何過度忙碌的人，比較容易丟三落四。

長期累積下來的壓力不僅會使人健忘，更會改變腦神經元互相連接的方式。它們會大量增加與杏仁核的連結，這意味著杏仁核的反應將會更為敏捷，它能夠更快做出害怕與抵抗的反應。當杏仁核處在啟動的狀態之下，人體就會被自然反射控制，而喪失想出多樣化解決方法的能力。在壓力之下，前額葉皮質內的神經細胞連結也會減少，而這個區域專門負責解決困難複雜的問題。除了神經細胞的連結會受到壓力影響而減少之外，新腦神經元的形成在壓力之下也會大幅減少。雖然在壓力之下，還是會有新細胞的產生，但是這些新生的細胞都存活不久，因為缺乏足夠的營養補給自然也就無法活下去。這正是為什麼大家說：「慢性壓力會讓人變笨。」[16]

曾擔任慕尼黑馬克斯－普朗克研究院（Max-Planck-Institut）主任的霍斯包爾教授（Professor Holsboer）很早就指出，壓力是腦神經元最大的敵人。他強調，就連馬拉松選手在競賽中也面臨著相同的挑戰。經常以運動挑戰自己體能極限或是將自己逼到體能極限邊緣的人，身體在運動時會產生大量的自由基，這對大腦而言就是一股氧化壓力，它讓整個大腦像被火點燃了一樣。同樣的情形不只出現在跑馬拉松的時候，其他運動種類也會產生相同的狀況。

當然，馬拉松訓練並不是一件錯的事情，你只需要學習如何正確克服這項壓力障礙。訓練的時候，請給予自己適量的訓練強度，並且在訓練的同時給自己的身體足夠的適應與復原時間，也切莫忘記給身體補充足夠的營養。最後，請在進行馬拉松訓練的時候，想著成功的美好而非壓力，這樣一來你就能真正感受到鼓舞與刺激，而不會覺得這是件勞累的事情。

### 實用建議：終結壓力

- 跟過多的任務說再見，這些任務不論對你的健康、家庭生活、職業及種種其他你正在考慮的東西都沒有益處。
- 補齊你缺少的營養。不管是高蛋白奶昔、維他命C、維他命E或者是鎂，都是對身體非常重要的營養素。

• 改變你的思考方式：大多數的人永遠都想要更多。在工作上獲得更多的成功、在健身上獲得更大的進步、更多的財富、更棒的渡假旅遊，獲得了還要再追求更多其他的願望。人的欲望永無止盡，這只會讓你備感壓力。請學著想想其他比這些欲望更重要的事情。哪些你「想要的」對你而言才是真正重要的？請將你的健康擺在這些「想要的」之前，並降低其他的欲望。

# 第16個建議

# 高風險素食主義者與純素主義者該了解的事

許多全素主義者或吃奶蛋素的素食主義者，都是為了世界上動物的福祉與全球氣候而選擇了這樣的飲食方式。這是一個相當令人尊敬的行為與信仰，不過希望在照顧動物福祉與全球氣候同時，也不要忘了自己的健康。不論是奶蛋素或是全素主義者，在營養攝取上都時常存在著明顯的缺口：

**維他命A**：維他命A對許多腦部功能相當重要，特別是眼球內的視神經，除此之外，維他命A對於學習以及將學到的資訊儲存為長期記憶也相當重要。人類攝取的植物性食物來源並不含任何的維他命A元素，但是有類胡蘿蔔素，人體可以自動將類胡蘿蔔素改造為它所需的維他命A，可惜這個改造系統稱不上有效率。但是人類在動物性的食物來源裡可以輕易直接取得維他命A，像是肝臟、紅肉與雞蛋裡都有大量的維他命A，尤其魚肝油所含的維他命A量最為豐富。

**維他命$D_3$：**這個所謂的太陽維他命對人的腦部健康有著舉足輕重的地位，這點在後面的第四十六個建議內會詳細介紹。簡單來說，只要人體能夠吸收足夠的太陽，我們的身體就能自行合成這種維他命。可惜多數人長時間處在辦公室內工作，大多都無法曬到足夠的太陽。就算是時常在戶外工作的人，在冬季的時候也鮮少能夠曬滿足夠的太陽光。許多動物性的食物來源都含有豐富的維他命$D_3$，例如鯡魚、鮭魚以及雞蛋。植物性的食物來源只能找到許多含有維他命$D_2$的食物，人體會自然地將一部分的維他命$D_2$轉換為$D_3$，不過這遠遠不夠身體所需要的維他命$D_3$數量。

**維他命$B_{12}$：**少了這個重要的維他命元素，人體就不能夠製造紅血球，紅血球是在血液中攜帶氧氣並且負責傳送氧氣的細胞，缺乏維他命$B_{12}$會導致大腦缺氧。維他命$B_{12}$也是大腦製造絕緣髓鞘層時所需的營養素之一，若是缺乏這個營養素，動作電位的傳導就會受到干擾。除此之外，缺乏維他命$B_{12}$也會讓高半胱胺酸升高，這會傷害大腦的腦神經元。如此一來，就不難理解為什麼缺乏這個營養素會導致許多心理疾病，例如憂鬱症、思覺失調症、記憶力問題、躁症以及個性驟變。全素的飲食會導致無法攝取到維他命$B_{12}$，而奶蛋素食者因為只食用相當少量的動物性食品如雞蛋和牛奶，因此奶蛋素食者也必須注意體內是否缺乏維他命$B_{12}$。

**綜合維他命B：**維他命$B_1$（硫銨素）、$B_2$（核黃素）、$B_3$（菸鹼酸）、$B_5$（泛酸）、$B_6$（抗皮炎維生素）、$B_7$（生物素）與$B_9$（葉酸），這些廣泛的維他命B都是大腦製造能量因子時的必要元素。大腦是人體裡需要最多能量的器官，即便只是缺少維他命B群中的其中一項營養素，長時間下來對於大腦的運作程序也會產生顯著的影響。維他命B群也是大腦合成神經傳導物質時重要的元素。除了維他命$B_{12}$不存在於植物中之外，其餘的維他命B群雖然也很常在植物內出現，例如菇類食材就含有很多維他命B群，然而其總量仍然無法和動物性食物來源相比，許多奶蛋素食者和全素者都因此缺乏足夠的維他命B營養素。

**碘：**甲狀腺激素聽令於身體內的碘元素。而甲狀腺激素也是大腦內主導重要功能的其中一個元素，因此如果身體缺乏碘，尤其是在我們還很年輕的階段缺乏碘，會產生嚴重的後果。普遍來說，動物性食物來源所含有的碘比植物性食物來源更豐富，就算經常食用含碘的食用鹽，其份量也不足以補充身體的碘需求量。

**鐵：**鐵是合成血紅素的重要元素。如前所述，血紅素是體內血液攜帶與傳遞氧氣的重要物質，而我們的大腦特別需要許多氧氣。除此之外，鐵也是合成神經傳導物質時的必要元素，在身體產生血清素和多巴胺時，鐵也是必備的原料之一。這項礦物質也會參與生產腦神經元的過程。總的來說，鐵可以說是相當廣泛應用的礦物質。大腦缺乏鐵會造成記憶力衰退與學習成效下降，因為鐵對腦部的發展扮演相當重要的角色，正值學齡的孩童與青少年應該要特別注意是否攝取足夠的鐵量。植物性食物來源所含的鐵量相較動物性食物來源少，此外，植物性食物來源中所存在的鐵質通常是鐵離子的型態，較不利於身體吸收。

**鋅：**大腦要合成血清素、要啟動維他命$B_6$好讓動作電位傳遞下去，這一切的運作都需要鋅。缺乏鋅會造成憂鬱症與過勞，還有其他的腦神經疾病。植物性食物來源所含的鋅量不比動物性食物來源。早在二〇一七年，瑞士的研究結果就已經指出長期茹素者有高達百分之四十七的比例，身體長期缺乏鋅。

**基礎 Omega-3 脂肪酸 DHA 以及 EPA：**Omega-3 脂肪酸有許多種類，要組成健康的腦神經元的最基本需求是DHA和EPA，就連大腦的免疫系統也相當需要這兩個基本元素。一個健康的大腦需求相當高的DHA值，而這個如此重要的 Omega-3 脂肪酸偏偏只存在動物性食物來源，尤其是滑不溜丟的魚類產品裡所含的 Omega-3 脂肪酸更是無比豐富。正常的全素素食者，其飲食內絕對找不到任何含有DHA和

EPA的食材，就算是維持奶蛋素生活習慣的人，在飲食中能攝取的到的Omega-3脂肪酸也是令人擔心的微少。就算在亞麻仁籽裡能夠找到高量的Omega-3脂肪酸，但這些脂肪酸卻是以另外一種型態存在。人體在食用過後，必須先經過一定的程序將其轉換成DHA和EPA之後才能使用。老實說我們的身體並不太擅長做這件事，身體所能達成的成功轉換率大約在零到百分九之間。

除了動物性食物來源之外，藻類也富含DHA和EPA。也正因如此，每個不論是執行奶蛋素或是全素的素食主義者，都應該盡量在生活中食用足量的微藻油[17]。詳細的說明，請參見第三十七個建議。

**蛋白質**：酶是保持腦神經元與神經傳導物質正常運作的重要元素，這些細胞負責將訊號從上一個神經細胞傳遞到下一個神經細胞，而這些細胞都是由蛋白質組成。我們的大腦因此需要攝取相當數量的蛋白質。而蛋白質主要來自於動物性食物產品，不過在像碗豆這類的莢類果實與蕎麥屬的植物，例如黃豆、堅果、芝麻，這些植物內也含有豐富的蛋白質。然而植物性蛋白質終究不是完整的蛋白質，意思是植物性蛋白質仍然缺少部分重要的胺基酸，或者僅含有少量純度的胺基酸。這和動物性蛋白質不同，動物性蛋白質是完全的蛋白質，內含有所有人體需要的必需胺基酸。下定決心遵行素食主義的茹素者，最好先衡量應該從哪一類的植物性蛋白質來源補足所有必要的胺基酸，以保持身體的正常運行。除此之外，也可以考慮以高蛋白粉來補足飲食攝取的不足。

# 第17個建議

# 認識注意力不足過動症

注意力不足過動症究竟是人類自己幻想出來的病，還是一個經醫學認證過的困擾？幾十年來，許多來到診所的病患家屬向我訴苦，他們的孩子因為種種不能控制的問題行為，導致身邊完全沒有朋友。我聽著家屬們的敘述：孩子們完全無法融入學校課堂，他們格格不入，更遑論專心學習。注意力不足過動症不可能單純是人類自己幻想出來的疾病，更不會是製藥產業創造出來為了賺錢的噱頭。尤其是近幾年來，門診裡也越來越多因為注意力不足而來求診的成人病患，更顯示這不可能只是一個幻想出來的疾病。

大部分注意力不足過動症的患者通常會拿到醫生開立的處方籤，然後按時吃藥治療，然而藥是吃了，對他們而言卻沒什麼太大的幫助。最常見的處方藥是利他能（Ritalin），這屬於一種安非他命，它就像古柯鹼一樣會讓人心理成癮。按時服用利他能的病患，雖然行為和一般有注意力不足症的患者有明顯區別，然而卻稱不上「正常」。服用利他能最常見的副作用就是睡眠障礙、頭痛、易怒、焦躁不安以及頻繁盜汗、失去食欲、反常的劇烈口渴與嘔吐。像利他能與其他針對注意力不足過動症的藥物，會對大腦產生永久性的傷害。受傷最深的莫過於大腦的前額葉皮質區，大腦的這個區塊在青少年時期尚未發育完全，而它負責的正是情緒的掌控與行為的計畫，除此之外，在這個區塊也能預先勾勒出行動之後可能產生的後果。這類藥物一方面會抑制前額葉皮質釋放出訊息傳導物質，讓腦神經元不再產生反應；另一方面則是讓腦神經元彈性疲乏。這樣的影響不僅發生在前額葉皮質區而已，而是整個大腦。換句話說，大腦內的腦神經元將會因此減少連結。腦神經元的彈性強弱會影響人學習生活自理的能力、改變行為習慣的能力以及對新的生活環境作出判斷的能力。[18]

目前從傳統醫學的角度來看，注意力不足過動症的成因仍是一個未知的謎，普遍的假設認為應該是生物遺傳或是社會心理因素使然。長時間以來，醫學界認為這種障礙只會在青春期「病發」，接著會隨著青春期結束而消失，但事實不然。統計資料證實，百分之四十到五十在孩童時期就罹患注意力不足過動症的患者，直到成人仍飽受到這項疾病困擾。除此之外，多數傳統醫學研究認為，此疾病的成因與人類的基因有較大的關聯。

基因？過去二十五年來，被診斷出有注意力不足過動症的病患人數以驚人的速度在增加，但是沒有任何基因在過去二十五年內可以如此劇烈改變。基因要重新排列並且將其擴及到全部人類群體，需要至少經過一萬年甚或更久。身為世界聯合注意力不足過動症組織（World Federation ADHD）創始人之一的德國心理學家安德烈亞・芳可教授（Prof. Dr. Andrea Warnke），也在二〇一三年時於《德國明鏡週刊》（*Spiegel*）發表過同樣的見解：「過去我們從傳統醫學得知的有關知識，在現今科學下都證實是謬論。我們越是深入認識基因學，就越強烈地認知到我們必須拋開基因的觀點來思考，並且開始思考社會心理層面與個人經驗層面的影響力道。」[19]

社會心理層面？人類過去二十五年來的社會關係有什麼劇烈惡化的轉變嗎？我自己成長的年代經歷了墮胎合法化、日益增長的單親家庭數量，和我同年的人多半是由戰後創傷的父母輩所教育長大，但我的這一代人罹患注意力不足過動症的比例卻沒有如今的孩童與成人罹患此疾病的比例高。這不奇怪嗎？

要是有什麼可以令人信服的解釋，那絕對非發炎反應莫屬！土耳其的科學家對此做了一系列的研究，他們的研究對象是免疫系統裡的訊息傳導物質：新蝶呤。研究結果指出，訊息傳導物質的數量越高，越代表免疫系統正在對抗病毒。研究人員在實驗中抽取四十九位注意力不足過動症患者靜脈血液中的新蝶呤，並將此數值和另外三十一位健康的受試者相對比。結果顯示，患有注意力不足過動症的受試者，其血液中的新蝶呤指數明顯高出健康受試者許多。除此之外，罹患注意力不足過動症的受試者血液中顯示，受試者身上還有更多其他的慢性發炎症狀。研究人員得出的結果指出，這些發炎反應症狀最終會攻擊大腦組織。[20]

除此之外，另一份土耳其的科學研究也有相同結論，該研究主題為注意力不足過動症和維他命D的關聯性。其研究中以四十位年齡介於六到十二歲，並患有注意力不足過動症的孩童作為一組受試者，並以另一組四十位相同年齡，但健康的孩童作為對照組。研究者抽取兩組孩童的血液，並比對其血液中的維他命D含量。罹患注意力不足過動症的孩童血液裡所含的維他命D數量明顯大幅低於健康小孩的數值。[21]

西班牙的研究學者則進行了一項研究，關於懷孕婦女缺乏維他命D是否會提高嬰兒長大罹患注意力不足過動症風險。研究者在這項實驗中以一千六百五十位懷孕婦女作為樣本，在她們孕期第十三週時測量血液內維他命D值。當她們的孩子出生後，在年齡介於四到五歲時，再由學前教育老師對該批孩童進行注意力不足過動症的標準測試。實驗結果得出，懷孕期間母親攝取足量維他命D的孩童，其表現出注意力不足過動症傾向的比例，比懷孕期間母親未攝取足量維他命D的孩童來得低。孕期內母體血液中每多含十奈克／毫升的維他命D，就能減少百分之十一嬰兒得到注意力不足過動症的機會。[22]

**實用建議：治癒注意力不足過動症**

- 與你的孩子一起捨棄碳水化合物以減低大腦產生發炎反應的機會。
- 攝取足夠的維他命D、Omega-3脂肪酸、鎂以及鋅，並且留意給予孩童同樣足夠的營養素。
- 運動可以強化你的免疫系統，請支持你的孩子維持良好的運動習慣。
- 到診所檢查你或你的孩子體內的維他命D含量。參照美國兒科學會（American Academy of Pediatrics）的標準，孩童與青少年每一血液值（25-羥基維生素D或25(OH)D）含量應該不低於五十奈克／毫升。[23]

第 18 個建議

# 認識焦慮症和恐慌症

害怕是人的自然反應，它是在警告你身邊可能有的潛在危險。但是如果明明很健康，卻因為擔心得到癌症而恐慌；只是與親友駕車出門，就害怕隨時會發生車禍。這樣毫無來由地感到恐慌與害怕並不是正常的反應，這就是生病了。這種恐懼對患者的生活形成巨大的磨難，他們無法自理日常，即便是出門購物或僅只是離開公寓對他們而言都困難重重。這些患者可以藉由藥物減輕、抑制他們的症狀，然而卻無法以此痊癒。但是，恐慌症和焦慮症其實是可以被治癒的。

恐慌症和焦慮情況的成因可能是壓力或是創傷經驗，也可能只是身體的因素，例如甲狀腺功能障礙或是心臟疾病。同樣地，長期濫用酒精與吸食毒品也會引起恐慌症和焦慮症。此外，目前許多醫學常用的藥物也存在許多爭議，舉凡能影響大腦、神經、心臟、呼吸系統以及荷爾蒙平衡的藥物，幾乎都有焦慮與恐慌的副作用。

焦慮與恐慌的病患會求助於心理諮商門診，他們通常會得到抗憂鬱劑或鎮定劑之類的藥物來緩解症狀，而這些藥物會干預大腦的運作。抗憂鬱劑通常會改變血清素的代謝，如苯二氮平的鎮靜劑會加強人腦內的神經傳導物質γ-氨基丁酸的效用。服用這類藥物隨之而來的副作用經常是體重增加、口渴難耐、消化道與腸道問題，最嚴重的是這些藥劑都會讓人成癮。

但是治療不一定必須如此進行！你也可以用相當自然的方法改變你腦內的代謝，使血清素達到平衡狀態。攝取蛋白質與維他命、運動以及冥想才是真正的治療，藉由這樣的自然療法，焦慮與恐慌症將會消失無蹤。

**各種胺基酸**：胺基酸是神經的建築原料，眾多的神經傳導物質都需要它才能夠組成。色胺酸會製造令人快樂的荷爾蒙，也就是血清素。酪氨酸則會組成多巴胺，多巴胺會令人感受到鼓舞並充滿動力。甘胺酸會直接作用於對神經傳導物質上使其鎮定，除此之外，它也會抑制壓力荷爾蒙的分泌。我會定期為我的恐慌症病人做胺基酸檢測，以分析體內的必需胺基酸含量。醫學界熟知的血清素也能以色胺酸的型態做成口服藥讓病患服用，我會建議有些患者每日服用至多十克的色胺酸。我的病患也會接受測試，以確認他們能夠負荷的藥劑量。我會建議剛開始服用色胺酸的人以每日一公克開始測試，之後再慢慢增加劑量。即便是重度缺乏胺基酸的患者，也請花一週、兩週或三週的時間來適應高劑量，接下來再按照持續測量的缺乏程度，逐步調整。只要定時注意胺基酸的攝取量，就能讓恐慌消失。

**鐵**：微量元素鐵是合成快樂荷爾蒙多巴胺與血清素的元素之一。

**鎂**：微量礦物質鎂能夠維持鎮定，並且也是合成血清素的其中一樣元素。

**磷**：焦慮與恐懼會消耗大量名為三磷酸腺苷的能量分子，這項物質由許多的磷組成，因此身體需要比較多的後勤補給，也就是更多的磷。

**維他命D**：維他命D會加強快樂荷爾蒙血清素的效用。

**運動**：當壓力荷爾蒙皮質醇開始分泌時，會同時引發焦慮和恐懼。因為高濃度的皮質醇會封鎖大腦內部特定區塊的活動，而這個特定區塊的主要任務是決定人的行為是否適當、有目標。該區塊被封鎖後，會讓人在壓力下無法做出深思熟慮的行為，取而代之地是感受到一股從體內襲來的恐懼與焦慮。運動則會產生相反的作用，能夠有效降低人體內皮質醇的濃度。

**冥想**：冥想同樣能舒緩壓力。在冥想之中，身體自然運作的反應將更為明顯。冥想者如果先前曾經歷過任何心理創傷的事件，會在過程中讓身體回憶起先前事件的真實情況，然後開啟身體的自動反應程序，這個機制通常就是恐慌症發作。透過冥想，人們可以重回當下的困難情境，並試著學習以不同的方式反應，身體的自然機制即恐慌症發作，就會逐漸消失。

補充營養素也能夠協助改善創傷後壓力症候群與恐懼症，例如飛行恐懼、懼高症、幽閉恐懼症。當身體內有足夠的營養素時，連生活中常見的恐懼症狀都會降低，譬如害怕蜘蛛、老鼠或血液。這是因為心理與身體反應互相牽引的緣故，足夠的基礎營養素能讓大腦的運作回歸到自然的平衡狀態。腦內的平衡狀態會接著呈現在情緒的反應上，身體也能將創傷經驗消化為一般的驚嚇。

**實用建議：終結恐慌與焦慮**

- 如果你目前正在服用相關藥物，可以考慮逐漸戒除這些藥物。最理想的方式是諮詢你的醫師，並請求他的協助。相關資訊請參照第七十三個建議。
- 補足你缺乏的營養素。
- 勤做運動。
- 培養新的思考方式。相關資訊請參閱第六十與第六十七個建議。

## 第19個建議

# 認識自閉症

自閉症是許多不同疾病的統稱，因此相關專家會使用另外的詞彙：自閉症類群障礙症。這個概念包含了幼童早發性自閉症、亞斯伯格症以及非典型自閉症。雖然是相同的疾病，但症狀強度有所區別。有些患者只有輕微的障礙，症狀嚴重的患者甚至會發展成智能障礙。典型的自閉症病徵為社交動能力障礙、語言與溝通障礙、刻板行為、智能障礙或是相反的高智能。最新的科學研究顯示，這類疾病困擾的最終成因和人類的腸道與粒線體有著絕對的關係。

加州的科學家對此進行了實驗。他們分別將自閉症孩童的腸道細菌與正常孩童的腸道細菌移植到實驗老鼠的腸道中，這些老鼠在此之前並沒有自己的腸道微生物群系。實驗老鼠在接受自閉症孩童的腸道細菌後，開始產生了典型自閉症傾向的行為。

亞利桑納州立大學的研究者將這個實驗更進一步，他們將十八位自閉症青少年腸道內的腸道微生物群系全部替換掉。這可不是一項簡單的工程。他們必須先使用抗生素，將受試者腸道內所有已存在的腸道微生物群系清除乾淨。新的腸道微生物群系取自於健康的自願捐獻者的排泄物，研究者再將這些新腸道微生物群系植入受試者的腸道中。令人歎為觀止的結果產生了：十八位自閉症受試者的自閉症行為明顯改善！這個正面的實驗結果一直持續著，直到當時的移植手術過了兩年之後，仍能在受試者身上清楚感受到病症的改善。這個科學新知深具開創性，因此在享譽國際的科學期刊《自然》（*Nature*）上發表。[24]

當時在自閉症患者的腸道內發現了許多有害的細菌群，例如梭菌屬細菌與薩特氏菌屬細菌。這些不好的腸道微生物群系會吸收碳水化合物，製造出短鏈脂肪酸，而短鏈脂肪酸會損害大腦。然而，如普雷沃氏菌和類桿菌屬細菌等健康的腸道細菌，在自閉症患者的腸道內則相當罕見。這項差異產生了結果，因為好的腸道微生物群系會製造多巴胺、正腎上腺素與血清素，這些正是對大腦而言非常重要的神經傳導物質！

這些腸道細菌決定了在腸道內生產會生產哪些物質，因此我們的腸道細菌對身體健康可說是有莫大的重要性。迄今為止，科學家已經找到了二十七種代謝產物，這些物質的濃度在自閉症患者與健康者的腸道中有顯著的差異。牛磺酸便是其一，而自閉症患者體內的牛磺酸數量通常很稀少。牛磺酸存在腦神經細胞內，功能是減緩神經細胞的活動，也就是讓大腦鎮定下來。缺乏牛磺酸正是啟動與關閉動作電位失衡的原因，這也是自閉症的典型症狀之一。[25]

如今我們不需要依靠移植手術也能改變腸道微生物群系，因為腸道微生物群系的組成反映了我們的飲食習慣。只要攝取足夠的蔬菜與蛋白質，並且將碳水化合物的總量壓在最低限度內，我們的腸道微生物群系就能活得非常健康。

除了腸道問題之外，自閉症患者也經常出現粒線體功能失衡的問題。美國的研究者進行了相關的實驗，實驗採樣七十五位自閉症兒童與成人患者的粒線體活動，以及九十六位健康受試者的粒線體活動。研究者分別調查了他們大腦內各區域的乳酸濃度，大腦內的乳酸是測量粒線體活動功能是否受損的指標，因為當大腦細胞內的粒線體沒有正常活動時便會開始發酵，因而形成乳酸。實驗中的每位受試者也都接受了大腦的斷層掃描，從斷層掃描的結果可以看出，自閉症患者腦部的乳酸濃度明顯比健康受試者的乳酸濃度高。研究人員因此認為，粒線體的功能障礙會導致出現自閉症的症狀。而粒線體功能障礙的原因是缺乏營養素，這都要歸功於碳水化合物、化學物質、重金屬物質、成藥、細菌、病毒、壓力對粒線體的加重損害。[26]

第20個建議

# 認識過勞與慢性疲勞症候群

「我沒辦法再繼續下去了。」「我已經身心俱疲了。」「任何一通電話聲響都能讓我理智斷線。」「不管是多長的週末和年假都沒辦法再讓我打起精神。」來我診所求診的病患是這麼向我描述他們的過勞症狀，當他們告訴我，他們的生命中再也感覺不到任何喜悅、生活不再有朝氣時，我聽了也同樣覺得很難過。過勞與疲勞達到一定的嚴重程度時，病患經常會開始出現憂鬱症的病徵。

在這類病人的血液檢查中會發現如下三個特徵：

- 過高的皮質醇濃度指數
- 長期過低的睪固酮
- 胺基酸檢測中顯示缺乏大量的必需胺基酸

有些病人雖然有過勞的症狀，但是皮質醇濃度卻在正常範圍內。然而，這樣的檢測結果尚不足以做出健全的診斷。過勞的病患可能長期處於精力耗竭的情形下，導致皮質醇分泌疲乏而產能不足，身體也無法再分泌出壓力荷爾蒙。在不知情的狀況下，可能還會誤會病人的「壓力荷爾蒙還在相對低點」、抗壓性很好。然而，病患在皮質醇耗盡的前幾個月或前幾年，亦即皮質醇分泌因龐大壓力而飆高時，他的腦神經早已因過量的壓力荷爾蒙而大量損害。

一般而言，過勞與疲勞是源自於工作、家庭與運動習慣中過多的挑戰。人在壓力之下，體內的皮質醇分泌也會跟著增加。皮質醇是荷爾蒙的一種，功能是將身體從正常狀態提升到警備狀態。血壓會因此升高、心跳加快，血管準備好要將儲存的葡萄糖隨時輸出以供給更多的能量，或是身體也做好預備產生更多的葡萄糖。全身細胞都聽命於皮質醇，由粒線體組成的生產線不停地將葡萄糖組裝為能量分子，於是副產品自由基也不斷地生產出來，自然引起了腦內的發炎反應。皮質醇甚至能叫停人體的消化過程，讓身體暫停消化。假設皮質醇濃度僅有短時間升高，暫停消化過程並不會造成身體的影響，甚至對身體有益；然而皮質醇濃度若是因為壓力的緣故長時間居高不下，這將會導致生命危險。

皮質醇也會抑制蛋白質的轉換，使得一部分的腦神經元受損報廢，這會造成大腦因氧氣不足而影響功能，進而讓大腦的神經傳導物質開始失去平衡。結論就是：壓力讓大腦生病。

皮質醇長期居高不下所造成的傷害，是永久無法回復的。受到影響的不只有病患的大腦而已，連每個身體細胞都會受到同等的傷害。身體所受到的損害會再次回報給大腦，因為大腦是訊息終端處理的地方，它會不停收集身體各處的狀況。基於這些回報到大腦的各處訊息，大腦會產生出情緒。例如蛋白質正在被分解，肌肉因此感到非常虛弱，當這個訊息回傳到大腦，大腦便將之轉換為不好的情緒。又例如免疫系統發出超載訊息，因為重要的免疫細胞缺乏足夠的蛋白質而無法製造，這時訊息回傳到大腦，情緒便跟著低落。這就是過勞，那種徹底身心俱疲的感覺就此出現，即刻呈現。

## 實用建議：擺脫過勞

- 盡可能減少會讓你感到壓力的活動。
- 學習新的思考方式。相關資訊請參照第六十與第六十七個建議。
- 補足身體所需的胺基酸、脂肪酸、維他命以及礦物質。
- 善用支鏈胺基酸來增強體內睪固酮的合成。
- 勤做運動。即便覺得自己永遠不可能擠出時間來運動，也請務必抽出時間散步健走一下，盡量試著慢慢增加走的里程數，並嘗試加快健走的速度，直到幾乎像是在慢跑為止。

第21個建議

# 認識失智症與阿茲海默症

失智症是一個能將患者生命完全摧毀的病症，有時連病人家屬的生活也會一起被摧毀。患者的個性會慢慢改變，逐漸失去短期記憶，漸漸無法仔細思考每件事。這太糟了！在失智症患者末期的階段，他們的日常生活必須仰賴護理人員的協助。失智症是一個總稱，它包含了許多種不同的病徵，阿茲海默症就是其中一種，從理論來看是如此。在實際的案例裡，通常病人會同時混雜出現許多不同的病徵。對我而言，失智症只有一種：腦部病變造成記憶喪失。失智症患者的數量近年來有逐年急速成長的趨勢，這說明了失智症並不是基因遺傳疾病，因為人類的基因不可能在這麼短的時間內產生轉變。失智症產生的原因根源於生活習慣，而這正掌握在你手中！

## •••自我診斷•••

# 我的大腦健康嗎？

| | |
|---|---|
| 我有時候會忘記我本來要去哪裡。 | 是／否 |
| 每當我把眼鏡拿下來放在某個地方之後，常常會忘記我把它放在哪裡。 | 是／否 |
| 我經常做錯許多日常的小事情。 | 是／否 |
| 當我處在一個不熟悉的環境之中，就會覺得非常不舒服，而且這個情況和以前相比嚴重許多。 | 是／否 |
| 我常常心不在焉。對於電視上播報的新聞，我常常不能理解上下關聯。 | 是／否 |
| 我無法專心填完一張表單。 | 是／否 |
| 去超市購物時，我常常要費心記路，才不至於在超市裡迷路。 | 是／否 |
| 因為我的健忘，每當我讀報紙文章時，常常讀到最後已經忘記這篇文章的開頭在說什麼了。 | 是／否 |
| 唸一個太長的句子時，我經常結巴。 | 是／否 |
| 有時我會想不起來一些生活中很簡單的字彙，例如救護車。 | 是／否 |
| 以前的我很容易開心，如今多數的事情我都不感興趣。 | 是／否 |

做完上面的自我診斷後，如果你勾選「是」的次數越多，代表你罹患失智症初期症狀的風險越高。[27]

失智症並非無藥可醫，請提早預防並保護自己免受失智症的痛苦。更多資訊請參閱第七十六個建議。

---

大腦內的許多變化都會引發典型的健忘症。例如，腦內若產生氧化壓力，粒線體就無法正常運作，沒有粒線體來消耗各種不同的蛋白質，於是過多的蛋白質便堆積在大腦內。長期下來，導致腦神經元逐漸死亡，受害特別嚴重的就是海馬迴。如前面篇章解釋過的，海馬迴是主管短期記憶的重要機關，若是功能受損，會導致行為明顯改變、憂鬱症、易怒、前庭平衡失常以及對時間與方向感感到混亂。

下面簡單列出失智症典型的變化：

**大腦內的胰島素阻抗**：研究學者發現，糖尿病患者同時罹患失智症的比例和一般民眾相比明顯偏高。研究人員因此開始著手尋找出兩著之間的關聯性，並取得了相當多的研究成果。從此之後，阿茲海默症也被稱為第三型糖尿病。阿茲海默症患者的大腦會產生胰島素組抗的反應，這意味著當患者攝取了含有大量碳水化合物的餐食之後，大腦細胞並不會對體內飆高的胰島素濃度產生任何反應，進而使腦內的血糖濃度持續提高。這將引發下列反應：

- 氧化壓力
- 形成糖化終產物
- 形成$\beta$類澱粉蛋白
- 損害粒線體
- 引起發炎反應
- 發炎反應擴散到神經膠質細胞內[28]

**氧化壓力與粒線體失能**：在大腦神經元完全死絕之前，它們會先經歷發炎反應。腦細胞因此只能有限度地運作，於是逐漸產生腦內的氧化壓力。

**糖化終產物**（Advanced Glycation Endproducts, AGEs）源於碳水化合物和蛋白質

開始不受控制的互相聚合，其中果糖以這種方式與人體自身生產的蛋白質結合。糖化終產物囤積在大腦內，並開始攻擊腦神經元，長期下來導致腦細胞的死亡。

**β類澱粉蛋白**開始累積。一般來說，人體大腦內只會生產少量的天然蛋白質。這些蛋白質在健康的大腦裡會被分解、重組，並在夜間睡眠時，由腦內的膠質淋巴系統沖洗出大腦。然而，β類澱粉蛋白會在阿茲海默症患者的大腦內累積，並且逐漸形成無法分解的沉積物堆積在腦神經元之間。β類澱粉蛋白斑塊長期累積下來會破壞健康的腦神經元，造成記憶和整體大腦功能受損。

**濤蛋白**就像一根會將腦神經元套起來的小型管子，它們在健康的腦神經元裡負責維持細胞的穩定性，以及幫忙傳送營養給神經細胞。但是濤蛋白在阿茲海默症患者的大腦裡卻改變了，因為管子套起來的腦神經元之間充滿了無法被分解的蛋白質。這些蛋白質膨脹並且將之擠壓、撐破，濤蛋白因此失去其功能並且逐漸壞死。

**神經膠質細胞**因發炎而受損。大腦的免疫細胞受到攻擊之後，會開始製造引起發炎反應的細胞激素。接著發炎反應會遍佈整個大腦，而且程度逐步升高。高度的發炎反應會傷害腦神經元，以及膠狀淋巴系統重要的「洗腦」功能運作。最後，因為如β類澱粉蛋白斑塊的這些有害物質持續在大腦內累積，神經元便不停受損，直到全部死亡為止。

形成這些大腦內繁複不同的變化的原因，就是我們習以為常的飲食習慣：麵包、蛋糕、麵條以及披薩。另外再加上有害的加工食品和大量缺乏的運動，這些都一再地傷害著我們的大腦，使腦神經元死亡、健忘的情況加劇。想要與之相抗衡，你可以從零碳水化合物、多補充維他命、礦物質、脂肪酸、蛋白質開始，最重要的是，請務必開始做運動！

運動員的大腦在老年之後比不愛運動的人健康許多，其中一項關鍵的原因是俗稱運動荷爾蒙的鳶尾素。鳶尾素是一種類荷爾蒙的訊息傳導物質，只有在肌肉細胞因為運動而感到疲累時才會釋放，它能阻止大腦內如阿茲海默症狀的神經元退化情形。國際上的研究學者進行了一項實驗，在實驗中為老鼠設計了一個規律的健身計畫，並且記錄了老鼠腦內的鳶尾素濃度與典型阿茲海默症的大腦變化情形。研究結果證實，這個類荷爾蒙的訊息傳導物質在老鼠的大腦內有保護其大腦不受損害的效果。[29]老鼠腦內的$\beta$類澱粉蛋白量大幅下降，而且記憶力也穩定提升。

世界衛生組織（WHO）也認可這項研究的實驗成果，並且同樣鼓勵人類以運動的方式來預防健忘症的相關疾病！絕大多數的德國人直到今日仍舊將運動定位為嗜好、興趣的一種，跑馬拉松是一種興趣，上健身房也是一種興趣。而且多數的德國人都覺得沒空把時間留給這種興趣，生命可是很嚴肅的，但他們最終得面臨自己種下的嚴重苦果。

被診斷出失智症之前的大腦早在十五至二十年前便已經出現可能演變為失智症的第一個徵兆，若是往前回溯，也就是病患的大腦在三十到四十歲之間便已經出現了第一個阿茲海默症的病徵。因此，請你及早修正你的生活習慣，好好保護你的大腦。

## 第22個建議

# 認識憂鬱症

每一天的開始都是折磨。早上沒有起床的動力，想到要穿衣服、梳洗、煮咖啡就覺得麻煩。這哪是生活，這是痛苦。至今為止，醫學研究一致認同這是心理疾病造成的問題，身體方面的醫學證明遍尋不著。然而，最新的科學研究已經打破了這個傳統觀念，這個研究結論即憂鬱症同樣是一種大腦的發炎反應。

這種發炎反應至少能夠透過兩種途徑形成：一是透過腦神經元刺激，另一則是因為營養素缺乏。舉例來說，童年時期缺乏父母疼愛的小孩會形成長期的壓力，工作上的高壓或是憤怒的情緒同樣也會過度刺激大腦的神經元。過度刺激會導致大腦發炎，再加上大腦長期處於壓力之下會消耗更多額外的營養素。若是這些營養素過度消耗又未能被補足，承受壓力者將會一生都處在身體「不對勁的狀態」，也就是憂鬱症。更嚴重的是，我們習以為常的飲食習慣完全不可能補齊這個營養素缺口，因為現今的飲食充滿了過多的肉和過少的蔬菜，嚴重缺乏對人體相當重要的維他命群、礦物質、脂肪酸與胺基酸，卻充滿了大量的碳水化合物。這種飲食習慣甚至助長了身體的發炎反應。許多患者在日常生活中毫無知覺，天天以食物為自己的發炎症狀提油救火，這無疑加重了憂鬱症。

我自己就親身經歷了這個疾病的摧殘。我曾經經歷了一場意外，它讓我全身疼痛不已，我因此承受著長期的壓力。接著，我得了重度憂鬱症。我當然知道自己在壓力中缺乏某些營養素，所以我為自己做了檢測，發現體內嚴重缺少色胺酸。色胺酸是俗稱快樂荷爾蒙的一種胺基酸，也是製造血清素的主要原料。補足了色胺酸之後，憂鬱症便消失了。當然我原先全身疼痛的症狀仍然持續著，只是感覺疼痛不再那麼難熬。但是並非每個憂鬱症患者缺乏的營養素都像我一樣，僅是單單一項色胺酸，憂鬱症患者缺乏的經常是所有的胺基酸，真是災難。這會讓整體免疫系統功能喪失、發炎反應四起，最後影響的還是大腦內的新陳代謝。大量的訊息傳導物質發出發炎反應訊號，改變了腦神經元的生物化學反應，也改變了患者的情緒。

科學家在許多不同的檢測裡發現，憂鬱症患者的血液中含有明顯異於常人的高濃度C反應蛋白、易引起發炎反應的細胞激素，以及更多與發炎反應相關的物質。一部分的物質甚至直接在大腦內形成，其餘部分的物質則是透過身體血液循環進入大腦內部。當然，血腦屏障的功能至此早已損壞。腦內的發炎反應越強烈，患者的憂鬱症狀況就越糟。

容易引起發炎反應的細胞激素會改變許多神經傳導物質的合成作用，例如血清素與多巴胺的產量會明顯下降。沒有了這兩者，病患的情緒當然會跌到谷底。而細胞激素同時會攻擊腦神經元的連結點，遭受最嚴重攻擊的區域便是大腦的前額葉皮質。短期記憶被破壞，長期記憶與計劃能力在前額葉皮質受損的情下，完全不可能倖存。此時的病患會出現選擇困難，無法做任何決定，行為也會變得相當頑固。因為患者的情感控制已經受到影響而無法控制，所以他再也顧不上社交禮儀，取而代之的是衝動主導了他的行為模式，患者幾乎失去掌控自己行為的能力。這並不是因為患者缺乏自我約束的意志力，而是因為腦內的發炎反應正在攻擊著患者的前額葉皮質。

除了明顯的行為模式改變之外，憂鬱症病發通常還伴隨著其他的症狀，這些病徵就像感染了傳染疾病。病患像得到了流行性感冒，心情沮喪、對事物失去興趣、不再容易感到愉快、食欲與體重下降。[30]這全都拜容易引起發炎反應的細胞激素所賜。

除了精神上的壓力、營養素缺乏與大量碳水化合物會導致憂鬱症之外，憂鬱症也是許多藥物服用之後的副作用之一。會引發憂鬱症的藥物如下：

- 避孕藥
- 胃酸抑制劑
- 乙型阻斷劑
- 非那斯特萊（Finasterid，預防攝護腺肥大的藥物）

# 第23個建議 認識癲癇

在癲癇發作的當下，所有的腦神經元正無預警地被動作電位掃射，許多腦神經元準確地在同一時間釋放能量。神經元釋放的能量越大，癲癇的情況就越嚴重。癲癇發作時，腦神經元會消耗掉非常大量的能量。要瞬間生產出這麼多的能量，大腦中的粒線體必須使用碳水化合物當作原料。如果當下能中斷碳水化合物的輸送，就可以阻斷整個能量供應鏈，癲癇便會逐漸平息，病患就能慢慢恢復正常。

癲癇發作時，腦神經元異常的大量活動若不是發生在整個大腦裡，就是會侷限在腦部的某一區域。發作的強度可以從輕微的臉部或身體抽動，到強烈不可控制的抽蓄，甚至是短暫失去意識。發作的時間通常僅僅數秒，另有少許案例會維持較長的時間。基本上，源於飲食不良的癲癇在每個年齡層都有可能發生，最頻繁發作的階段是幼童時期以及介於五、六十歲的成人階段。

生酮飲食能夠治療癲癇，這個概念是指完全不食用碳水化合物，但攝取大量的脂肪。這份研究在一九二五年發表於《美國醫學會雜誌》（*JAMA: The Journal of the American Medical Association*）[31]，隨後有許多以孩童與成人為實驗對象的研究相繼問世，這些研究證實了生酮飲食的確能有效治療癲癇。

生酮飲食中最重要的是放棄碳水化合物。癲癇患者每日至高只允許攝取二十克的碳水化合物。只要體內有碳水化合物的存在，腦神經元便會使用這項營養素來製造能量。粒線體在使用碳水化合物作為原料來生產能量時，能夠在短時間內達相當大的產量；反之，如果能將碳水化合物的供給完全切斷，將脂肪的供給提高，就能切換大腦神經細胞的能量生產線，能量原料不再是碳水化合物，而是脂肪酸。更精確地說：肝臟會先將脂肪酸轉化成酮體，之後再加工轉換為能量因子。這種方式整體比使用碳水化合物當作原料來得緩慢許多。雖然製造緩慢，但供給更為穩定。穩定的能量供應對癲癇患者有相當正面的益處，如此一來，腦神經元再也沒有機會獲得足夠引發癲癇發作的巨大能量。

即便如此，生酮飲食提供的能量還是足夠大腦運作！甚至總和起來的能量比使用碳水化合物代謝產生的還多。這是怎麼辦到的呢？當腦神經元使用酮體來當作製造能量時，在製造過程中會於每個腦神經元中同時形成大量的粒線體，而這些粒線體全都一起緩慢而穩定地持續使用酮體產出能量分子。因此所有腦神經元加總起來所擁有的能量比使用碳水化合物當作原料時更多，唯一不同的是，腦神經不會突然出現能量生產高峰。

當腦內存在過多的能量分子（三磷酸腺苷）時，神經傳導物質的活動也會受到影響。與此同時，腦內的γ-氨基丁酸受體就會更為活躍。γ-氨基丁酸是一種具鎮定效用的神經傳導物質，當γ-氨基丁酸受體活動增加時，對神經傳導物質的影響就越強。它因此能夠安定腦神經元，進而緩解癲癇的症狀。[32]

嚴格的生酮飲食所含的蛋白質比我在書中建議攝取的數量更少，然而蛋白質卻是許多腦內神經傳導物質的基本組成原料，因此對於癲癇患者是相當重要的營養素。癲癇患者最需要的莫過於生態均衡的神經傳導物質，因此我會建議我的病患攝取比嚴格生酮飲食再多一點的蛋白質。

絕大多數的癲癇患者在發作時，除了會流失大量的腦部能量之外，更飽受粒線體失能、氧化壓力與腦部發炎反應所苦。許多抗癲癇的藥物雖然能抑制癲癇發作，卻會加重氧化壓力的情況。[33]除了嚴格執行零碳水化合物來避免大腦出現瞬間能量產能高峰而癲癇發作之外，服用抗氧化的維他命C、維他命E也對減低症狀有所幫助。多數的癲癇患者都有長期缺乏維他命E的症狀，這是相當不樂見的情況，因為維他命E對於降低癲癇發作有著相當顯著的效果。其他有助於減緩症狀的還有維他命$B_6$、鎂、錳、omega–3 脂肪酸與輔酶$Q_{10}$。

第24個建議

# 認識腦膜炎

腦膜位在大腦與頭蓋骨的中間，它是包裹大腦和脊椎的多層薄膜，而且具有發炎的風險。多數的腦膜發炎案例是由病毒引起，只有少數案例是因細菌而起。通常腦膜炎患者的初始症狀與流行性感冒相似，他們同樣會發高燒、頭痛或是四肢疼痛，並且時常伴隨著噁心想吐、頸部僵硬以及對聲音與燈光敏感的症狀。維他命C在病毒性感染的腦膜炎治療上有極大的療效。而細菌性引發的腦膜炎案例雖然相對稀少，卻能在短短幾小時內致命，通常必須以抗生素或可體松進行治療。但是，不論是哪一種類型的腦膜炎，只要免疫系統夠強壯就能夠預防。

典型的病毒性腦膜炎如蜱傳腦炎（FSME），是以蜱蟲為媒介傳播。並不是每一隻蜱蟲都帶有病毒，在德國某些高風險地區，只有約百分之〇．一到百分之五的蜘蛛綱類昆蟲可能帶有腦膜炎病毒。即便人體被帶有病毒的蜱蟲咬到，被咬傷的患者也不會立刻就被傳染病毒，其中大約只有三分之一的人會被傳染。這是因為每個人的免疫系統完善程度不同，免疫系統越強壯，被感染的機會就越小。因此，當父母親要把家中小孩野放到森林草原玩耍之前，請不要忘記先將他們的免疫系統武裝好，如此一來，你的小孩就不容易得到蜱傳腦炎。目前傳統醫學對於蜱傳腦炎尚無有效的治療方法，病患只能藉由藥劑減輕疼痛或是避免痙攣發作。然而不管是哪種藥劑，都無助於減輕腦膜的發炎症狀。

相較之下，科學研究則對此有更多的解答！長時間以來，醫界已經熟知維他命C針對病毒有著顯著的療效。然而要以此治療發炎的腦神經元卻非易事，這中間存在一個難題：維他命C是水溶性，但腦膜和腦神經元的保護層絕大多數都由脂肪酸組成。水與脂肪並不相容，就算是腦神經元發炎也不會改變這個原理。因此維他命C只能透過特定的渠道進入細胞內，而且這些渠道還只能夠運載一定數量的維他命C而已。為了讓維他命C能夠通過細胞膜，這些渠道需要大量的能量與鈉離子，然而這兩者在渠道裡通常相當缺乏。

儘管如此，科學家發現了一種能將大量的維他命C順利送進腦神經元的方法。研究人員將維他命與脂肪酸結合在一起，合成為一種新的分子。這麼做是因為細胞膜絕大部分是由脂肪酸組成，而脂肪酸能夠滲進其他的脂肪酸之中。透過這個方法，維他命C就不需要經由渠道運送也能進入腦神經元內了。這項研究大獲成功！並且經過人體實驗證實有效。[34]這個由維他命C與脂肪酸組合而成的新分子稱為微脂體維他命C，比起一般的維他命C，它能以十倍以上的速率更有效地抵達神經組織，因此能更有效地對抗腦神經元內的病毒。

微脂體維他命C不僅能夠幫助治療蜱傳腦炎，也能在其他種類的腦膜炎中發揮很大的效用。甚至對其他的病毒感染也有相當程度的療效，特別是那些不易察覺的潛伏式病毒發炎感染，例如：人類皰疹病毒第四型與水痘帶狀疱疹病毒。

## 實用建議：有效對抗病毒

- 如果你居住在高風險地區，不幸被蜱蟲咬傷並且擔心自己會得到蜱傳腦炎的話，請你每小時服用一公克的維他命C，或是每小時服用足量的維他命C，直到你有腹瀉症狀為止。除此之外，請每日服用四百克的維他命E以及二十毫克的鋅。
- 若你經醫生證明，確定被傳染了蜱傳腦炎，請在你感染的期間每日服用微脂體維他命C、維他命E以及六十毫克的鋅。

## 第25個建議

# 認識偏頭痛和一般頭痛

在德國，大約有八萬人有經常性的偏頭痛，其中女性患者的比例高於男性。幾乎每個人都曾有時不時頭痛的毛病。這裡不需要追究究竟是偏頭痛抑或只是普通的頭痛，因為醫學顯示疼痛產生的主因都相同。這意味著，只要有相關的知識，你也能夠保護自己，遠離頭痛。

一般的頭痛好發在前額的部位，通常是感覺到一股沉悶的壓力感，這樣的頭痛少有其他的徵狀。偏頭痛則好發在頭部的側邊，疼痛來得突然且猛烈，多半會伴隨其他症狀，例如噁心、對特定氣味或光線敏感，抑或是對輕微噪音變得敏感。偏頭痛具有反覆發作的特徵。

一般頭痛的原因有許多，從「酒醉」到流行性感冒都可能是其成因，輕微腦震盪與腦部腫瘤也會造成一般性頭痛。然而，所有頭痛的主因都是因為脫水，因此多數人在頭痛時只要補充半公升到一公升的水，就能解決疼痛。長期錯誤的頭部姿勢也會導致頭痛，這個只要配合規律的重訓與伸展就能緩解，例如全身向上伸展，同時全身放鬆，然後將身體往前彎到手能碰到地面。壓力同樣會導致頭痛，此時鎂是最佳解藥，它能增加身體對抗壓力的抵抗力並且預防壓力性頭痛。這些礦物質不僅僅能用於預防，即便在已經出現一般頭痛的症狀時，依舊能發揮有用的效果。

偏頭痛患者與一般性頭痛患者的大腦裡有些許異樣，最明顯的就是他們腦部裡有發炎反應：免疫系統內的訊息傳導物質活動增加、腦神經與神經膠質細胞發炎，呈現慢性發炎反應。當額外的心理壓力出現，發炎反應會變得更加嚴重，接著引發偏頭痛。一般女性的荷爾蒙會因經期有所波動，這也會加重慢性發炎反應以及導致偏頭痛的產生。

因此，偏頭痛患者的首要任務就是執行零碳水化合物的飲食規則。透過避免攝取碳水化合物，有效降低大腦的發炎反應。除此之外，患者應該多補充 omega-3 脂肪酸與維他命來增強自己的免疫系統，也不要忘記勤做運動，運動一樣能減低大腦的發炎反應。身體在缺乏維他命 B 群，尤其是葉酸、維他命 $B_2$ 和 $B_{12}$ 時，更容易引起偏頭痛。偏頭痛患者體內測量出的維他命 D 濃度通常也相當低，此處也時常發現缺乏胺基酸裡的色胺酸、礦物質鎂。許多長期受偏頭痛所苦的人也有喝水量不足的壞習慣，這是很嚴重的壞習慣，因為身體長期缺水是導致偏頭痛發作的主因之一。

長期的慢性發炎會讓大腦的運作逐漸失常，使血清素的合成量越來越少。當偏頭痛發作時，大腦內的某些運作也會脫軌失速，原本體內就不高的血清素濃度會下降更多。這會導致患者頭部的血管擴張，進而使腦神經元受到壓迫，於是受壓迫的腦神經元又釋放出更多的訊息傳導物質，告知整個大腦必須產生發炎反應。於是乎，大腦內的發炎反應更為嚴重。除了嚴格執行零碳水化合物的飲食來降低發炎反應之外，補充色胺酸來平衡血清素合成作用也有助於減低發作的頻率。另外要注意的是，如果要正常生產血清素這個快樂荷爾蒙，身體內必須同時具有足夠的葉酸、維他命$B_6$、維他命$B_{12}$以及足夠的鎂才行。這些營養素的補充能夠有效預防偏頭痛，長期規律的攝取才能達到好的效果。

壓力經常是引發偏頭痛發作的原因，因為身體在壓力之下會消耗大量的鎂。缺乏鎂會啟動腦內胜肽蛋白，腦內胜肽蛋白會造成三叉神經核活化，接下來就是偏頭痛發作。相反地，如果腦內有充足的礦物質鎂，礦物質會促進腦內胜肽蛋白分解，直接將危險物質消滅。換句話說，假設今天患者體內的礦物質鎂濃度一直處在低迷的狀態，一旦出現額外的壓力，腦內胜肽蛋白就會迅速增加，偏頭痛立刻報到。[35]

許多治療藥物正是針對此症狀設計的，這些藥物會直接阻斷腦內胜肽蛋白，如此一來便能減緩偏頭痛發作時的強度。然而藥物阻斷不了身體出錯的部分，這些身體的警訊才是導致偏頭痛發作的原因：食用過多碳水化合物造成的慢性發炎反應、太少運動、缺乏必需胺基酸、缺乏維他命、缺乏礦物質、缺乏 omega-3 脂肪酸。其中偏頭痛患者最該避免的就是缺乏鎂，如果腦內有充足的鎂，身體就會自己不停消滅腦內胜肽蛋白。一旦腦內胜肽蛋白不存在，它根本就沒有引起偏頭痛發作的機會。

**實用建議：不要給偏頭痛任何機會**

- 執行零碳水化合物飲食並規律運動。
- 找專業醫生重新檢查你的飲食清單，把不足的維生素補足，尤其是下列維生素：

- 維他命B群。相關資訊請參閱第二十九個建議。
- 維他命D群。相關資訊請參閱第四十六個建議。
- 礦物質鎂。相關資訊請參閱第三十九個建議。
- 胺基酸，尤其是色胺酸。相關資訊請參閱第三十五以及第四十一個建議。

第26個建議

# 認識多發性硬化症

多發性硬化症是腦神經元慢性發炎的一種。受這項疾病影響的部位分別是脊髓和大腦，在些許病例中也出現視覺神經受到影響的狀況。受到發炎反應影響的神經會導致患者的視覺與感覺受損，患者會感覺肌肉疼痛或是感覺麻木，而且容易覺得疲憊。由於肌肉疼痛、痙攣的關係，患者最後會出現肢體協調障礙。在嚴重的病例中，患者甚至連腸胃排泄與膀胱排尿都會出現問題。罹患此症的女性病患會失去性欲，男性病患則會伴隨性器官勃起功能障礙，而且多發性硬化症的患者最後通常會併發憂鬱症與思覺失調症。每個病人的多重硬化病徵不盡相同，絕大多數的多發性硬化症患者首次發病是以復發緩解型的模式開始，病患在首次發作之後會進入較穩定的一段緩解期，接下來每次病發都伴隨著健康劇烈地惡化。就如同其他慢性病一樣，多發性硬化症的主要成因也是發炎反應。發炎反應並非毫無救治的希望，多發性硬化症亦然。

多發性硬化症是一種自體免疫疾病，免疫系統會攻擊自己的身體組織。多發性硬化症患者的血液中有一種特定的高濃度細胞激素，稱作顆粒球巨噬細胞株刺激因子。這個訊息傳導物質是一種協調免疫系統的生長因子，讓免疫系統產出越來越多的白血球，尤其是這兩種：顆粒球與單核球。一般來說，這兩種白血球的功能是抵抗外來異物，然而多重性硬化症病發時，這兩種白血球卻會反過來攻擊保護大腦神經細胞的髓鞘層。這是一層用以保護腦神經元長手臂的絕緣體，好讓神經元的動作電位能迅速無礙地傳遞下去。然而這種動作電位的傳導在多重性硬化症患者的大腦裡會中斷，而且是在眾多各個神經元上的不同位置同時發生，因為那些地方的髓鞘層都被攻擊了，而且正在癒合結痂（硬化反應）。

引發這個自體免疫疾病發炎反應的成因有下列許多不同的健康問題：

**人類皰疹病毒第四型（EBV）**：和健康者的最大不同點在於，多發性硬化症患者身上都有這個皰疹病毒。撇除多發性硬化症的病人不說，全球平均約有百分之六十的人曾經感染過這類型的皰疹病毒。人類皰疹病毒第四型被視為引發多發性硬化症的風險因子之一。當人體的免疫系統正常時，這個病毒並不是太大的威脅，但是免疫系統相當虛弱時恰好感染了皰疹病毒，多發性硬化症發作的風險就很高。

**缺乏維他命D**：維他命D是人體能夠自行生產的營養素，前提是皮膚必須曬到足夠的太陽。眾所周知，在陽光普照的國家裡患多發性硬化症的機率比較低。據此不難猜到，缺乏維他命D和形成多發性硬化症脫不了關係。另外值得注意的還有，研究結果顯示，當胎兒在母體中時，母體若長期維持高濃度的維他命D，胎兒出生後也鮮少罹患多重硬化症；同樣地，人在幼童時期攝取較大量的維他命D亦能降低風險。

一份澳洲的研究證明了維他命D和多發性硬化症的關聯。在該份研究中，科學家從實驗中得到結果：在血液中，每增加十奈米莫耳的維他命D，就能有效降低百分之十再次發作多發性硬化症的風險；若將血液裡維他命D的濃度加倍，則能降低一半的多發性硬化症復發風險。[36]

位在巴爾的摩的約翰霍普金斯大學研究人員也做了類似的實驗。他們以四十位多發性硬化症病患作為受試者，並給予他們維他命D，然後記錄受試者的免疫系統活動。我們已知典型的多發性硬化症患者身上帶有高濃度的發炎反應細胞激素，以及特定的白血球（T細胞）。長達六個月的時間裡，實驗中的一半受試者每日攝取十顆四百國際單位的維他命D，另一組受試者只攝取八百國際單位。在半年之後，接受較高劑量維他命D的受試者血液裡平均的維他命濃度提高了三十四・九奈克／毫升；另一組受試者的血液裡則只有六・九奈克／毫升。實驗結果顯示，細胞激素與T細胞的攻擊行為只有在高維他命D劑量的受試者身上有消退的現象。[37]

**失衡的腸道微生物群系：**多發性硬化症的患者多數也有腸道細菌入侵的問題，尤其是當患者體內由膳食纖維製造的丙酸大量減少時，腸道細菌更容易入侵。丙酸是一種短鏈脂肪酸，能夠緩和過度運作的免疫系統，使其回到正常的運作速度。

**其他容易引起發炎的物質：**醣類、碳水化合物，甚至是全麥加工食品都能在人體內造成發炎反應。omega-6 脂肪酸也是導致發炎的兇手之一，它無法在人體內自行合成，所以多由食物中獲得。omega-6 脂肪酸大量存在於廉價的肉品、葵花油與人造奶油等產品中。**過多**的 omega-6 脂肪酸會造成發炎反應，**過少**的 omega-3 脂肪酸也會助長發炎。除此之外，香菸中的尼古丁、毒品與肥胖都會使發炎反應加倍嚴重。

**缺乏營養素：**缺乏胺基酸、礦物質和維他命也會引起造成多發性硬化的發炎反應。

## 實用建議：治療多發性硬化症

- 進行血液基本營養素的綜合檢查，包含重金屬、必需胺基酸、omega-3 脂肪酸指數、維他命A、E、$D_3$與維他命B群。請補足你所缺乏的營養素。
- 補充高劑量的維他命$D_3$，並配合維他命$K_2$、鋅以及維他命A、維他命$B_{12}$和維生素$B_7$一起使用（每日至多一百毫克）。請維持至少半年的補充習慣，並追蹤這些營養素在你血液中的狀況。
- 捨棄所有的碳水化合物與含有 omega-6 脂肪酸的食品，並多攝取蔬菜、蛋白質以及 omega-3 脂肪酸。
- 以實際行動支持你的腸道系統，多補充益生菌和益生元。此外請每日兩回補充五百毫克的丙酸。

## 第27個建議

# 認識巴金森氏症

巴金森氏症最為人所知的病徵就是，患者腦內由多巴胺製造的腦神經元會逐漸壞死。神經傳導物質多巴胺是一種相當活躍的物質，是大腦裡控制運動機能的成員之一。缺少多巴胺會讓身體動作變得遲緩，使患者面部表情僵硬、肢體行動遲緩，即便是靜止不動的時候，手腳都會不自主地不停顫抖。透過零碳水化合物以及補充維他命、礦物質與 omega-3 脂肪酸，還有規律運動，你可以大幅降低自己罹患巴金森氏症的風險。即便是已經確診的患者，透過運動、飲食調整與減少壓力同樣能大幅減低巴金森氏症的症狀。你絕對有能力挽回現在腦神經元的頹勢。

巴金森氏症曾經是一種罕見疾病，然而在過去二十五年間罹患巴金森氏症的患者數量呈現爆炸性的成長。正因為是如此猛烈地增長，它絕對不可能是基因遺傳性的疾病，因為人類基因無法在短時間產生如此巨變。病源追根究底是人類的生活習慣。就如同其他眾多的慢性疾病一樣，巴金森氏症最早的病徵來自於腸道微生物群系的改變，患者的大腦開始產生越來越多的自由基，以及隨之而來的發炎反應。除此之外，粒線體失能也是巴金森氏症患者的典型狀態之一，患者通常也會有失眠的困擾，並且變得易怒暴躁。在疾病逐漸形成的過程中，患者的智力表現會每況愈下，提高了失智症病發的風險。與其他慢性病患者相較，巴金森氏症患者更容易併發憂鬱症，根本的原因是腦內的多巴胺分泌量大幅減少。隨著腦神經元的逐步凋零，腦神經元生產的神經傳導物質如正腎上腺素、血清素與$\gamma$-氨基丁酸都會一併減少，這大幅影響了病患的情緒。

下列常見的身體不良狀態都是巴金森氏症形成的原因。請及早關心自己的健康狀況，並採取必要措施，別讓巴金森氏症找上你。假若你已確診巴金森氏症，請改正這些錯誤習慣，它能夠大幅改善巴金森氏症的病徵：

**腸道菌群（腸道微生物群系）**：多數巴金森氏症患者的腸道內益菌太少、壞菌太多，這些細菌會誘發發炎反應。腸道微生物群系的生態不平衡主要來自於不健康的飲食習慣，例如攝取過多的糖分、過量的碳水化合物、飲食內缺少蔬菜。除了腸道微生物群系不平衡之外，巴金森氏症患者多數也患有腸漏症，亦即腸道黏膜破洞。透過這些只能在顯微鏡下才能觀察到的細小漏洞，異物穿過腸道進入血液，最終得以入侵大腦開始引發一連串發炎程序。

來自瑞典的十七人研究小組攜手美國的科學家們，試圖在實驗老鼠上找出腸道微生物群系和巴金森氏症的關聯。研究人員將取自巴金森氏症患者排泄物的腸道微生物群系，植入有巴金森氏症病徵的老鼠腸道內，老鼠的健康狀況因此大幅下滑。科學家接著在老鼠身上施打抗生素，直到所有的腸道微生物群系都清除乾淨後，研究人員又在老鼠腸道內植入從健康人體排泄物內取出的腸道微生物群系。研究結果顯示，老鼠的巴金森氏症病徵在此之後大幅減低。[38]

飲食習慣會精準反映在腸道微生物群系上，正因如此，你可以有效改變它的狀態。只要捨棄糖與碳水化合物的攝取，壞菌就會完全消失；只要多攝取蔬果中豐富的膳食纖維，就能大幅增加腸道內的好菌。

**維他命D**：長久以來，醫界已經熟知人體缺乏維他命D會大幅提高罹患巴金森氏症的風險。日本的研究學者早已針對這個問題進行了詳盡的實驗，確認維他命D是否有助於減輕巴金森氏症的症狀。實驗中隨機將一百一十四位巴金森氏症患者分為兩組：一組攝取為期十二個月的定量維他命D，另一組則以安慰劑替代。可惜的是，進行實驗的學者假設血液中含有三十奈米毫克的維他命D就足以發揮效用，因此也只有給予實驗組病患相符合劑量的維他命以維持血液中三十奈米毫克的濃度。但是根據我的治療經驗，七十到八十奈米毫克的維他命D血液含量才符合健康值。讓我們回到研究案例來，維他命組的受試者每日攝取一千兩百國際單位的維他命D。經過一年的維他命補充之後，第一組受試者血液裡的維他命D值，從平均每毫升二十二·五奈米毫克提升到四十一·七奈米毫克。而安慰劑組的受試者，血液內的維他命D平均值為每毫升二十一·四奈米毫克，與一年前相比幾乎沒有改變。研究人員也詳實地記錄下受試者的巴金森氏症症狀，發現安慰劑組受試者的症狀隨著時間增加每況愈下，維他命組受試者的症狀則持平無改變。總體而言，規律服用補充維他命D的受試者維持較為良好的生活品質。[39]維他命D成功阻止了病情的惡化。試想，假設當時的研究人員將血液維他命D值的目標設定在我建議的七十到八十奈米毫克劑量，那研究結果會有多麼不同呢？根據我長年的經驗，血液內維他命D值維持在這個濃度時便會開始出現療效。

**自由基與粒線體失能**：由於巴金森氏症患者的腦內含有數量偏高的自由基，通常也就存在氧化壓力的現象。當粒線體選擇碳水化合物當作能量的製造原料時，就會形成大量的副產品即自由基。自由基會攻擊、破壞粒線體與其他的腦神經元組織，部分被攻擊的組織甚至會因此壞死。然而除了組織壞死之外，還有其他原因導致了腦內的氧化壓力。多數巴金森氏症患者的腦內穀胱甘肽濃度都過低。正如前面幾章所提，穀胱甘肽是人體內最強的抗氧化劑，它能消滅自由基、保護腦神經元。人體能夠自己生產穀胱甘肽，前提是體內要先有足夠製造穀胱甘肽的原料才行，這需要三種胺基酸：麩胺酸、半胱胺酸、甘胺酸，以及礦物質鎂和錳。

**過多的高半胱胺酸**：同樣地，有害物質高半胱胺酸在巴金森氏症患者的濃度也異常過高。高半胱胺酸會損害腦神經元。一般來說，高半胱胺酸是胺基酸代謝而成，如果體內所需的營養素都充足的話，這個有害物質會自動被身體分解；然而若身體缺乏維他命$B_{12}$與葉酸便無法分解，高半胱胺酸自然會在大腦裡開始堆積。更詳盡的介紹請複習第十二個建議。

**除草劑與其他有毒物質**：根據英國的研究顯示，經常在花園裡工作並使用除草劑或除蟲劑的人員，得到巴金森氏症的機率較大，其風險比例和不使用這些物品的人比起來整整高出兩倍。殺蟲劑或除草劑之所以能有效殺死昆蟲與雜草，正是因為這些化學藥劑能夠改變動物與植物體內的蛋白質組織。如果人體直接接觸或吸入這些化學藥劑，人體體內的蛋白質也會受到化學藥劑的攻擊。長期下來助長了巴金森氏症日後的形。

**運動**：運動不只能夠預防巴金森氏症，同時也能治療巴金森氏症。德國巴金森氏症研究基金會的諮詢委員瑪芮可・斯維德博士（Dr. Mareike Schwed）在她的研究中指出，顫抖與僵直此二巴金森氏症的典型病徵，能透過特定的運動訓練改善百分之三十左右的程度，尤其在手部的顫抖症狀與肌肉的僵硬症狀有著顯著的改善。高強度且密集的運動訓練效果比規律但短時間的訓練更好，因為肌肉細胞在運動的同時會生產腦源性神經營養因子，它會刺激新的腦神經元生長，並且促進腦神經元互相連接。換句話說，運動能刺激增生腦神經元成長，與腦神經元衰退正好相反。40

## 實用建議：減緩巴金森氏症的症狀

- 實行零碳水化合物飲食，以達到減少發炎反應的功效。
- 進行血液內各類維他命、胺基酸、礦物質與脂肪酸數值的檢查，並按照檢查結果補足缺乏的營養素。
- 檢視體內穀胱甘肽合成的狀況。相關資訊請參閱第五十個建議。
- 攝取足夠的蔬菜來維持大腦內粒線體的健康。
- 改變思考習慣，試著減少自己的壓力。相關資訊請參閱第六十到第六十七個建議。
- 勤做運動，請每週運動多次，並在每次運動時讓自己真正感到疲憊。

# 第28個建議
# 認識中風

大部分中風的成因是腦部缺血，腦神經元因為無法獲得足夠的氧氣與足夠的養分而死亡。腦部缺血的時間越長，就有越多的腦神經元死去。嚴重的中風狀況甚至會直接導致患者死亡，許多病患在中風之後會產生四肢或身體癱瘓、語言或視覺障礙。一般腦缺血的狀況多半是因血塊所致。血塊可能是在患者有心律不整症狀時在心室裡形成，也可能是在身體某處已經硬化的血管內形成，之後再隨著血管流進大腦。隨著血管流動的血塊如果行經狹窄處無法繼續前進，便會卡在原地而堵住血流。在堵塞血管後方的神經元因為沒有血液輸送氧氣，得不到氧氣與養分因此枯竭死亡。大腦內的動脈粥樣硬化也會阻礙血液的輸送，增加中風的風險。心律不整與動脈粥樣硬化這兩種症狀是天生的，我們無法改變——然而中風卻是可以預防的。

只要持續維持零碳水化合物的飲食規律，你就可以大幅降低動脈粥樣硬化的風險。因為碳水化合物會攻擊人體血管的血管壁，一旦血管發炎，血管壁就會開始堆積膽固醇，接著便形成危險的細菌膜。除此之外，攝取碳水化合物也會產生過多的血糖，而高血糖亦會導致膽固醇過高，因為血糖會加速氧化血脂肪。這一系列血糖引發的反應會導致更多的發炎反應，人體的免疫系統認為氧化的膽固醇是血液裡的異物，因此啟動發炎反應來攻擊它。這一連串的反應會加重損害血管壁。

值得注意的是，血液裡A型脂蛋白濃度較高的人，體內比較容易形成動脈粥樣硬化，這是少數幾項取決於人類基因的病因。即便如此，也不代表天生A型脂蛋白濃度較高的人就對此毫無招架之力，只要確實執行零碳水化合物的飲食規則並多補充維他命C、離胺酸，好讓自己的血管壁更加強壯，如此便不需要擔心。

有時心律不整可能會在心臟內形成血塊，因為心臟內的血液若流動不順暢，勢必有一處的血液無法經常流動而容易堆積形成血塊。然而，心律不整是可以避免的疾病。要維持心臟規律的脈動，最重要的莫過於維持健康的體重。除此之外，充足的電解質也是維持心臟健康的重要元素，例如鎂、鈣與omega-3脂肪酸。相對地，酒精與壓力則會加重心臟的負荷並使其失能。

有關於心臟健康、A型脂蛋白濃度與動脈粥樣硬化的詳盡資訊，可以參考我之前的著作《77個擁有健康心臟的建議》（*77 Tips für ein gesundes Herz*）。

**實用建議：預防中風**

- 嚴格執行零碳水化合物的飲食原則，如此便能大幅降低動脈硬化的風險。
- 規律補充礦物質，並且檢測 omega–3 脂肪酸指數，補充你所需的營養素，這能避免心律不整的問題。
- 戒酒。
- 進行A型脂蛋白濃度的檢測。假設濃度過高，請每日補充三公克離胺酸，以及三至十公的克維他命C。高劑量的維他命C容易讓人噁心想吐，所以請從低劑量逐步增加，以調整到自己能夠承受的劑量。

# 認識有益大腦的營養補給

脂肪在人類大腦的組成佔了相當大的比例，其中最多主要來自魚類的omega–3脂肪酸。想一想，你有多常吃魚肉與攝取omega–3脂肪酸？為了你的大腦健康，你絕對需要它們！你的大腦同時也需要許多蛋白質，好讓它可以生產快樂荷爾蒙與動機荷爾蒙。肉類、雞蛋與乳清蛋白能讓人心情愉快，並且幫助人體抵抗壓力。想一想，你有攝取足夠的肉類嗎？除此之外，要讓大腦順暢運作還需要相當多的維他命，最重要的其中一項莫過於維他命D。可是它卻恰好是多數人最缺乏的一種，因為冬天這麼長，而且冬天裡太陽露臉的時間又那麼短，更糟糕的是，多數人都長時間待在室內工作與學習。不管日照時間是長是短，我們在戶外活動與曬太陽的時間，遠遠不夠人體合成維他命D。

第29個建議

# 多攝取維他命B群，讓傳導更快速

大腦只佔全身體重的百分之二，卻負責製造全身所需總能量的百分之二十，因為光是要維持大腦正常的運作就需要這麼多能量。維他命B對生產能量而言是不可或缺的要素，若是少了它，腦神經元就得承受損害，此時產生腦神經退化疾病的風險就開始增加。維他命B同時是合成神經傳導物質相當重要的原料之一，少了它會導致訊息傳導物質失衡，進而產生嚴重的心理疾病。

光是這麼一想，就會知道多數人體內普遍缺乏維他命B群是件多麼恐怖的事。人類可以透過食用天然的動物肉類製品、菇類、芝麻與穀物來攝取維他命B群，甚至在部分的植物性食物來源中也可以發現少量的維他命B群，唯有維他命$B_{12}$只存在於動物性食物來源中。維也納的科學家朵羅塔·瑪希柴克（Dorota Majchrzak）與她的研究團隊進行了一項研究，關於維他命B群和奶蛋素食者、全素食者、葷素不拘者之間的關聯性。研究結果顯示，有百分之十八的葷素不拘者體內缺乏足夠的葉酸，只有百分之十的全素食者體內葉酸不足；百分之十的葷素不拘者體內核黃素（維他命 $B_2$）不足，而高達百分之三十的素食主義者（全素、奶蛋素者）體內核黃素值過低。其中約三分之一的全部受試者體內顯示缺乏足夠的維他命 $B_6$。[41] 而目前科學家對於人體從何時開始普遍缺乏維他命 $B_{12}$ 的現象，至今仍未有定論。當人體內的維他命 $B_{12}$ 數值只剩約五百到六百皮克／毫升時，就會開始出現缺乏反應，然而這麼低的數值卻經常在各個研究中被視為在健康範圍內。因為大部分的研究中並沒有清楚說明臨界值，界定維他命 $B_{12}$ 不足的數值標準都不盡相同。以波士頓的知名學府塔夫茨大學的研究來說，研究中指出百分之三十九的受試者體內顯示維他命 $B_{12}$ 不足，缺乏的臨界值標準是三百五十皮克／毫升。[42] 根據我二十五年來的醫療經驗，我知道血液中至少需要有兩千皮克／毫升的維他命 $B_{12}$ 才能讓高半胱胺酸的數值下降、減緩腦神經元的發炎反應。由此可知，缺乏足夠維他命 $B_{12}$ 的狀況遠比研究資料中呈現的還要更嚴重，尤其是年長者，幾乎沒有哪一位的體內擁有所有必要的重要維他命。另外有些藥物會使身體大幅降低吸收各類的維他命的功能，譬如胃酸抑制劑、糖尿病第二型症狀使用的藥物每福敏等常見藥物。維他命 B 群是互相緊密結合以發揮效用的營養素集合，如果想擁有良好的健康狀態，則每一種維他命B都不能捨棄。

**硫胺（維他命$B_1$）**：維他命$B_1$在脂肪酸新陳代謝中扮演著重要的角色，酮體的生成需要脂肪酸。當身體內沒有碳水化合物存在時，酮體便是大腦製造能量的主要原料，這是身體與大腦健康的最佳理想狀態。因此，要讓低碳飲食的計畫能夠真的運作，首先就需要讓身體擁有足夠的維他命$B_1$。除此之外，維他命$B_1$也能間接幫助大腦合成神經傳導物質。

**核黃素（維他命$B_2$）**：核黃素扮演參與大腦眾多酶運作的固定角色，對於它有大量的需求，一方面是因為它會回收菸鹼酸、葉酸與維他命$B_6$，另一方面是因為核黃素為合成血紅素必要的原料之一。血液能攜帶氧氣到各個細胞全都得依靠血紅素，若是血液裡的血紅素不足，大腦所有的神經元活動都會因此逐漸停擺。除此之外，核黃素也是運輸礦物質鐵的重要元素之一，它能維持輸送與供給的穩定，許多腦神經元的運作都需要仰賴足夠的鐵質，只有核黃素能確保神經元穩定獲得這項重要元素。最重要的是，核黃素能產生抗氧化的功能，更是其中一項合成穀胱甘肽的部分原料。有足夠的健康飲食與充足的核黃素便能促進穀胱甘肽的形成，穀胱甘肽是大腦內最強的抗氧化劑。

**菸鹼酸（維他命$B_3$）**：維他命$B_3$能產生抗氧化的效果，並藉此減少大腦的發炎反應。除此之外，它也是傳遞動作電位信號的元素之一。菸鹼酸能影響大腦內許多運作程序，其中包含製造能量與修復DNA的工作，因此菸鹼酸對大腦健康的影響不容小覷。舉例來說，巴金森氏症患者的大腦內部就經常缺乏菸鹼酸，這導致大腦產生特殊的變化；過低的菸鹼酸值也會導致睡眠問題，每日補充兩百五十毫克的菸鹼酸可以改善多數人的睡眠狀況。

**泛酸（維他命$B_5$）**：泛酸是腦神經元新生與維持細胞正常運作不可或缺的要素之一。泛酸雖然不直接參與大腦的所有運作，卻是前置作業的好幫手，它能幫助胺基酸、脂肪酸與膽固醇的形成，這些都是腦神經元運作時所需要的元素。除此之外，泛酸也是大腦合成許多神經傳導物質與荷爾蒙時所需的元素之一。

**維他命$B_6$**：維他命$B_6$能夠活化葉酸並且影響許多神經傳導物質的形成。它同樣是大腦合成一系列快樂荷爾蒙的必要原料，例如γ-氨基丁酸、多巴胺、血清素、正腎上腺素以及俗稱睡眠荷爾蒙的褪黑激素，如果缺乏維他命$B_6$就意味著缺乏製造快樂、均衡人生的重要元素。維他命$B_6$不足會導致睡眠問題、行為失常以及荷爾蒙失調；維他命$B_6$也是負責維持人體免疫系統與基因表現正常的其中一個基礎元素。除此之外，維他命$B_6$同時是大腦內部負責維持葡萄糖產量正常供應的物質之一。

**生物素（維他命$B_7$）**：維他命$B_7$協助維持大腦內葡萄糖濃度的正常值，如果沒有它的控管，過高的血糖會損害大腦。然而，多數現代數人太習慣高碳水化合物的飲食方式，使得這個腦內的葡糖萄濃度管控系統早已操勞過度，因此需要更多生物素來幫忙控制血糖。確切實施零碳水化合物的飲食規則，能幫助人體舒緩過度使用的血糖控制系統，並且減輕大腦對生物素的需求量。

**葉酸（維他命$B_9$）與維他命$B_{12}$（鈷胺素）**：這兩項維他命元素是合作無間的工作夥伴。缺乏維他命$B_{12}$會同時間接導致功能性的葉酸缺乏，意思是即便體內有足夠的葉酸，但因為沒有維他命$B_{12}$，葉酸只能以一種大腦無法消耗的形式累積體內。要讓葉酸成功轉換成身體可以消化的分子，就需要維他命$B_{12}$來推動這個轉化過程。若是兩者都缺乏，便會損害基因表現與大腦細胞。缺乏維他命$B_{12}$也會連帶損害保護腦神經元的絕緣髓鞘層，後者受到損害會無可避免地干擾腦神經元所傳遞的動作電位。腦神經元在葉酸不足的情況下會逐漸死亡，受創的部位尤其以掌管記憶力的海馬迴最為嚴重。此外，缺乏葉酸也會影響神經傳導物質的合成，例如血清素、褪黑激素、多巴胺、正腎上腺素以及腎上腺素，幾乎無一不受影響。

我們的大腦尤其需要大量的維他命B群，活性葉酸在大腦內的濃度遠高於血液循環之中，生物素與泛酸亦然，甚至高出五十倍之多。這些都足以證實，所有的維他命B營養素對維持大腦健康運作來說不可或缺。各項維他命B營養素不足會以各種病狀反映：憂鬱症、記憶力退化、失智症、神經緊張、失眠、暈眩、呼吸急促、肌肉痙攣、血管收縮痙攣（手腳末端冰冷）、胃痙攣、腸道與膀胱無力或是失去性欲。

高達三分之一以上的長期住院病患，其罹患的心理疾病都與維他命B群攝取不足有關。[43]

### 實用建議：檢測體內維他命B的數值

人體缺乏維他命$B_1$、維他命$B_3$、泛酸與生物素的情況並不常發生，經常缺乏的是其他的維他命B營養素。參照歐盟食品安全局（European Food Safety Authority, EFSA）所制定的標準，我們應該多補充下列營養素[44]：

- 核黃素（維他命$B_2$）：血液中的建議標準濃度為八十五至兩百四十微克／公升。缺乏核黃素者的每日補充劑量應為一到四毫克。
- 維他命$B_6$：血液中的建議標準濃度為四十二皮莫耳／公升。缺乏者的每日補充劑量應不超過二十五毫克，並且最好年年持續追蹤體內的維他命$B_6$指數。
- 葉酸（維他命$B_9$）：血液中的建議標準濃度為十五到二十五微克／公升。缺乏者每日補充劑量應不超過四百到八百微克，並且最好年年持續追蹤體內的維他命$B_9$指數。
- 維他命$B_{12}$（鈷胺素）：血液中的建議標準濃度為一千到兩千皮克／公升。缺乏鈷胺素者的每日補充劑量應不超過一千微克，並且最好年年持續追蹤體內的鈷胺素指數。

第30個建議

# 當硫辛酸對上自由基，你應該知道的事

糖化終產物對阿茲海默症患者再熟悉不過，只要蛋白質失控地不停和糖分進行作用，就會持續形成糖化終產物。即便患者可以完全捨棄食用含糖食物，卻不能摒棄蛋白質，因為人體所有的細胞膜、酶與訊息傳導物質都由其組成。蛋白質一直都存於大腦內，少量的糖分亦然，這是因為人體會自行產生糖。如果要避免糖化終產物的產生與堆積，人體就需要大量的強力抗氧化劑，即硫辛酸。硫辛酸不僅能有效阻止糖化終產物的形成，甚至還能分解已經堆積在大腦的糖化終產物。

在所有的抗氧化劑之中，硫辛酸的影響範圍最為廣泛。它不僅自行能發揮抗氧化的效用，同時能增強其他的抗氧化劑，例如維他命C、維他命E、輔酶$Q_{10}$與穀胱甘肽。特別的是，硫辛酸本身具備的強力效用，還能透過維他命$B_1$（硫銨）的前置作業變得更加強大。

硫辛酸的確無所不能。它還能預防阿茲海默症、降低多發性硬化症的發作頻率，更能夠對抗黃斑部退化。硫辛酸也能修復因酒精受損的神經以及因糖尿病引起的周邊神經病變。順帶一提，飲酒過量造成的腦神經傷害比你想像的還要更常發生！硫辛酸能降低飲酒過量常見的典型神經損害，如皮膚發癢發紅、神經刺痛感與神經抽動，甚至能大幅減輕痙攣的症狀以及飲酒過量造成的麻木感與腫脹感。它能改善身體的運作流程，讓肌肉恢復更多的力氣。

截至目前為止，沒有任何補充硫辛酸適當用量的官方建議。一般的建議落在每日補充兩次六百毫克或一次補充一千八百毫克之間，但是並非每個人的腸胃都能夠承受這樣的劑量。根據我自己服用的經驗，這樣的劑量會讓我產生胃部灼熱的感覺，這種感覺除了服用硫辛酸之外未曾有過。但是如果我是在飯前或飯後服用，這個劑量就不會讓我產生任何不適。

第31個建議

# 增加多巴胺就是增加行動力

除了血清素之外，另一個能讓身心感覺舒暢的重要神經傳導物質就是多巴胺。多巴胺主要負責人體的行動力以及強化我們的動機與積極度，如果體內缺乏這個訊息傳導物質就容易導致憂鬱症和成癮症。我們可以透過天然的方式提高體內的多巴胺合成率，你可以親身感受前後差異，當多巴胺提升之後，你的人生將會變得更有樂趣！

**請捨棄令人成癮的任何物質：**舉凡酒精、其他毒品與碳水化合物之所以讓你欲罷不能，主因就是它們能快速提高大腦內的多巴胺濃度。這也是為什麼當人體內的多巴胺指數下降時，就越想要攝取這些成癮性物質，因為此時它們對你的身體具有相當大的吸引力。長期透過這種方式激發多巴胺的行為不啻是飲鴆止渴，因為藥效最強的毒品通常能夠一舉將多巴胺提升至最高濃度，這當然就是它讓人成癮的原因之一。除了毒品以外，糖分和碳水化合物同樣會使多巴胺短暫飆高，因此產生成癮的症狀。每次飆高的多巴胺反應會大幅減少人體的多巴胺接收器，導致腦細胞對接收到的訊息沒什麼反應。若要再次達到同樣興奮的程度，就必須攝取更多同類型的成癮物質，才能有相同的刺激效果使細胞釋放出相同數量的多巴胺。因此，你所需求的糖分、碳水化合物、酒精或是毒品的數量就越來越多。

**飲食：**你的飲食習慣決定了腦神經元會製造多少多巴胺。更確切地說：是你攝取了多少好的蛋白質，也就是高品質的肉類、魚類、雞蛋、乳製品與乳清蛋白。除了高品質的蛋白質之外，身體也同時需要幾項重要的輔助元素，這些元素能幫助身體將蛋白質轉換成多巴胺。人體的胃會將所有大分子蛋白質分解為小分子的蛋白質，但只有胃酸濃度正常時才會發生。這個分解步驟還需要足夠的鋅、維他命$B_1$與$B_6$，蛋白質藉此便能以必需胺基酸苯丙胺酸這樣的獨立分子存於人體中，苯丙胺酸於是能輕鬆地從腸道隨著血液循環一起進入細胞中。而苯丙胺酸最終會在細胞內被轉換為酪氨酸，這個轉換過程中需要輔助的營養元素有葉酸、鎂、錳、鐵、銅、鋅與維他命C。再經過兩個步驟之後，酪氨酸就會被重組為多巴，隨後轉換為多巴胺。要完成這最後兩個步驟，需要維他命$B_6$才能成功。

但是當胃酸過低時，（我不得不再次提起那些經常被開立的胃酸抑制劑處方籤，那會讓胃酸過低的人完全無法分解自己攝入的蛋白質。）當然後續的產品苯丙胺酸與酪氨酸的數量也就跟著降低。腸漏症的患者也會發生同樣的問題。除了缺乏上述兩者胺基酸會影響最終產品多巴胺之外，人體內是否具有足夠的輔助營養元素也是決定能否產出足夠多巴胺的原因之一。研究結果顯示，正在閱讀此書的你們，絕大多數都有這個毛病。平均統計，百分之五十八的女性身體經常缺乏鐵質，男性缺乏鐵質的情況稍微少一點，數據顯示多數缺乏鐵元素的男性都是運動員與年長者。此外，不分性別，平均有三分之二的人體內葉酸含量過低。缺乏鐵與葉酸都會降低多巴胺的生產率。最後，碳水化合物經證實會迅速降低體內多巴胺的濃度。的確，在剛開始攝取大量碳水化合物的時候，它能讓血液裡的多巴胺急速升高，但隨後卻會快速將多巴胺分解導致消失，因此人在攝取完大量碳水化合物過後，只會感到空虛。

**保持正常體重：**人體脂肪組織內的細胞會不停製造荷爾蒙瘦蛋白出來。瘦蛋白雖然會抑制食欲，但也會抑制多巴胺的功效，使人的行動力與積極度完全跌到谷底，那可是讓人類想要起而行、邁開步伐跑的行動力。相反地，若是人體維持在正常體重，脂肪組織便不會釋出過多的瘦蛋白，體內存在的多巴胺得以完全釋放功效。人因此感到更有積極行動的渴望，生命才會變得更有樂趣。

**消除壓力**：多巴胺形成後，還有更多的轉換程序會接續發生。首先，多巴胺會轉變為正腎上腺素，接著再轉變為腎上腺素，亦即俗稱的壓力荷爾蒙。只要形成越多的正腎上腺素與腎上腺素，多巴胺的濃度就越低。但是你可以透過放鬆自己的情緒與身體，以降低正腎上腺素與腎上腺素的形成。如果眼前的壓力一時半刻無法解除，那麼請你攝取大量的蛋白質以及製造多巴胺所需要的礦物質和維他命，好讓身體能增加多巴胺的產量。

**記憶力訓練**：透過認知訓練即智力訓練，你可以提高多巴胺接受器的密集度！

## •••自我診斷•••

### 我的多巴胺足夠嗎？

| | |
|---|---|
| 我有特定的成癮症（厭食症、糖成癮或白麵粉成癮、酒精成癮、菸癮、止痛劑成癮、其他藥類成癮症）。 | 是／否 |
| 我有注意力集中的困難。 | 是／否 |

| | |
|---|---|
| 我的性欲大幅減低。 | 是／否 |
| 我有貫策執行專案、工作以及任務的困難。 | 是／否 |
| 我有自殘的念頭。 | 是／否 |
| 我有自殘的行為。 | 是／否 |
| 我總是無法好好處理處於壓力之下的情況。 | 是／否 |
| 我常常有衝動的行為，在決定的當下無法正視與思考行為會帶來的後果。 | 是／否 |
| 我時常覺得疲憊。 | 是／否 |
| 我睡得非常多，而且很難起床。 | 是／否 |

做完上面的自我診斷，如果你勾選「是」的次數越多，代表你體內缺乏多巴胺的可能性越高。[45] 是否缺乏多巴胺比較難以抽血檢驗的方式做出診斷，因此若你相當可能有多巴胺不足的情形時，請立刻參照書中的建議，改變你的生活習慣。

## 第32個建議

# 多吃鐵好記憶

鐵是養成健康大腦的重要元素之一。人到了成人的年紀之後，需要鐵來幫助維持良好的記憶力與快速思考的效率。遺憾的是，人體普遍大幅缺乏礦物質鐵，全世界有近乎三十億的人口缺乏鐵質。大家普遍認為這是落後國家的人口問題，其實不然，這三十億人包含大多數的西方國家人口。而懷孕婦女中約有百分之三十到五十的比例攝取鐵量不足，這會導致相當嚴重的後果，因為缺鐵會導致智力大幅衰退。若是老年人口長期缺鐵，就會出現失智症相關類別的記憶力衰退。

哺乳中的母親如果體內的鐵營養素不足，強褓中的嬰兒也會有缺乏鐵質的問題。而嬰兒的大腦正是最需要攝取足夠鐵營養的部位，因為礦物質是生成與建構腦神經元最基本的元素，尤其海馬迴的形成與成長更需要充足的礦物質。鐵元素的不足會讓腦神經突出處的髓鞘層產生破損，如前所述，髓鞘層是一個絕緣脂肪層，它能將神經纖維軸突即腦神經元的粗壯長手臂包覆起來保護。因為母乳缺乏鐵質而攝取鐵質不足的嬰兒，其大腦處理感覺印象時會較為遲緩、學習新能力的效率也比較差。除此之外，大腦在合成新的神經傳導物質也會因為營養素缺乏而受到干擾。這項症狀不只會發生在缺鐵的嬰兒身上，即使是年紀稍長的兒童、青少年在缺鐵時，其大腦合成新神經傳導物質的速度也會比較慢，這會導致兒童輕微程度的行為失常與學習效率下滑。46

鐵缺乏依舊會對成人的注意力專注程度與學習能力產生不小影響，同樣會輕微改變成人的行為舉止。美國賓州的科學家對此進行了一項實驗，共有一百五十位女性受試者參加，年齡介於十八到三十五歲之間。實驗中除了會測量受試者體內的鐵濃度之外，同時會以規範完全的檢測方式記錄她們的認知學習能力狀態。一百五十位受試者中，有四十二位受試者體沒有缺鐵，她們以最快速的時間通過了測試並取得了最好的成績；另外有三十四位女性有缺鐵性的貧血症狀，她們在測驗中得到了最差的成績；剩餘的七十三位受試者雖然也有缺鐵的狀況，但不若貧血者嚴重，她們的測驗成績平均介於鐵營養充足與貧血者之間。實驗並沒到此就停止，研究學者更進一步執行假設驗證。體內缺乏鐵元素的受試者在第一次實驗之後，接受了為期十六週的鐵劑補充治療，並在結束之後重新進行一次認知學習能力測驗，而受試者的測驗結果比其第一次受試時的表現大幅進步了五至七倍。測試結果證實，體內血紅素的濃度與學習能力改善有非常大的正相關。[47]血紅素中央原子便是鐵，它主要負責輸送氧氣到身體各處細胞中，當大腦細胞獲得更大量的氧氣後，便能增強大腦的思考與記憶力。

大多時候，鐵質缺乏比較容易發生在高齡者身上，因為老年人的腸道功能較差，吸收鐵的效率也因此比較不好。為了讓我們的大腦在老年時一樣能保持非常好的健康狀態，請定時檢查自己血液內的鐵含量。發現缺乏鐵質時，請務必補充！多數的年長者必須長期服用補充性營養鐵劑，以讓身體的鐵質維持在健康的水準。觀察鐵蛋白質濃度是檢查鐵質含量的最有效指標，因為鐵蛋白質由鐵質與蛋白質組合而成，是人體儲存鐵質的一種方式。

• • • 自我診斷 • • •

## 我的血液內鐵質夠嗎？

| | |
|---|---|
| 我的皮膚蒼白、鐵青。 | 是／否 |
| 我時常感到疲累。 | 是／否 |
| 我常常自我懷疑。 | 是／否 |
| 我有憂鬱症傾向。 | 是／否 |
| 我常常忘東忘西。 | 是／否 |
| 我手指的指甲常常斷裂。 | 是／否 |
| 我的落髮量非常大並需要用藥。 | 是／否 |
| 我呼吸短淺且急促。 | 是／否 |
| 有時我會頭暈目眩。 | 是／否 |
| 我時常頭痛。 | 是／否 |
| 我很容易緊張。 | 是／否 |
| 我常常擔心害怕。 | 是／否 |

| | |
|---|---|
| 我常常沒有食欲。 | 是／否 |
| 我很怕冷。 | 是／否 |
| 我的皮膚很乾燥。 | 是／否 |
| 我有吞嚥困難。 | 是／否 |
| 我有胃灼熱的毛病。 | 是／否 |
| 我常常感冒。 | 是／否 |
| 我的嘴唇常常脫皮。 | 是／否 |

做完上面的自我診斷，如果你勾選「是」的次數越多，代表你鐵質不足的可能性越高。

第33個建議

# 飢餓會讓腦神經元變苗條

歐美各地的國民普遍每餐的份量都太多，餐食之間的時間間隔也過短。歐美人認為一天三餐是正常的頻率，然而人類的身體機能卻是為遠古時代人類設計的，當時並不是天天有食物可吃。甚至我們可以這麼說，人類身體需要空腹飢餓的時段，好讓身體能夠自動修復與再生。當人體處於飢餓的狀態下，大腦的能量會自動大幅增產，這帶來了意想不到的效果：神經元增生。

目前已經有許多科學家著手研究間歇性斷食對大腦的影響。根據最新的研究結果顯示，每日捨棄三餐中的其中一餐對人體健康有不少好處。許多實施間歇性斷食的人通常會選擇捨棄早餐，當然也有些人選擇捨棄晚餐，而剩下的兩餐應該集中在八個小時之內吃完。舉例來說，假如第一餐在上午十一點吃，那麼最後一餐應該在傍晚七點前結束。如果將兩餐的時間間隔控制在六小時或者更短的時間之內，則能加倍提高間歇性斷食的效用。

研究人員以老鼠進行實驗，這些老鼠的基因有高度罹患阿茲海默症風險的缺陷，減低餵食牠們的食物總量之後，數據顯示其罹患疾病的可能性也大幅降低。實驗結果更顯示，如果老鼠的卡洛里熱量總量能下降到原先的百分之四十左右，牠們身上的阿茲海默症基因就不會病發，因此可以一直保持身體機能健康。牠們可是身上帶有阿茲海默症基因缺陷的老鼠！研究結果也呈現，讓這一批老鼠實施間歇性斷食，同樣能維持身體機能健康。也就是說，飢餓顯然是可以有效預防阿茲海默症的一帖良方。

放棄部分食物的好處不只如此，大腦的粒線體也因此受益匪淺。飢餓時，粒線體會調整能量生產的效率，不以碳水化合物來生產能量，而是以脂肪酸取而代之。使用脂肪酸生產能量時，如前面篇幅所介紹的，會大幅減少自由基的數量，粒線體因此能常保健康。長遠來看，飢餓不但大幅提升粒線體的能量生產效率，能花比較少的時間產出較多的能量，同時也降低粒線體產線的負荷。如前所述，許多神經元衰退的疾病都是源於粒線體失能，因此間歇性斷食是能改善此症狀的對策，它能修復我們的大腦以及粒線體。

除此之外，飢餓能更有效地增加酶的分泌，並發揮其抗氧化劑的功能。換句話說，飢餓的時候不僅會停止生產自由基，連原本存於體內、自然生產出來的自由基也會在飢餓時被大幅消滅。大腦裡的氧化壓力同時間以兩種方式被分頭拆解消化，大腦的發炎反應至此也隨之降低。

在身體沒有食物的時候，大腦的腦源性神經營養因子也會增加，這種因子會刺激新腦神經元增生，這就是為什麼間歇性斷食可以有效治療阿茲海默症這種神經元衰退的相關疾病，因為原本死亡的神經元能重新生長回來。科學家也因此猜測，因為神經元能夠重新形成，間歇性斷食對於預防中風之類的疾病一定也有相當的功效。[48]

綜上所述，身體不會因為捨棄一餐的飲食失去些什麼，反而還會獲得更多好處。你吃得更少，但身體能得到更多能量。高效率的能量生產能保護你的大腦免於疾病的威脅，這不是聽起來一舉數得嗎？間歇性斷食能帶來更多的抗氧化劑，還能降低慢性發炎反應與其相關疾病，大腦因此獲得了新的腦神經元。你將因此思考地更快、更精確，記憶力更好也更持久。

### 實用建議：捨棄每日三餐的習慣

- 改變每日三餐的習慣。每日只進食兩餐，並在八小時內或者更短的時間內進食完畢。請根據你的身體規律與生活作息來決定要捨去哪一餐。
- 在只有真正感覺到飢餓的時候才進食。

第34個建議

# 加入γ-氨基丁酸有限公司，一覺好眠

睡眠對大腦健康的重要程度無庸質疑。睡眠不足會降低解決問題的能力、削弱注意力的敏銳、造成記憶缺失以及衍生更多認知能力的問題。人體進入睡眠時，大腦細胞會利用這段時間修復受損的神經、清除有毒與老廢物質。有睡眠困擾的人通常在服用胺基酸或是γ-氨基丁酸之後都能獲得改善，那是因為屬於神經傳導物質其中一員的γ-氨基丁酸有鎮定腦神經的功用。部分胺基酸能夠直接抑制腦神經元的活動，而其餘的胺基酸則能轉換成神經傳導物質，這些由胺基酸轉換來的神經傳導物質最後會增強睡眠意識。

**γ-氨基丁酸**（**GABA**）：γ-氨基丁酸能產生鎮定神經的功用，並且促進睡眠的意識。當人體內有足夠生產的營養素時，便能自動產生γ-氨基丁酸來維持睡眠規律，其主要組成元素是麩胺酸。要將麩胺酸成功轉化成γ-氨基丁酸，身體還需要足夠的維他命$B_6$才能完成。足夠的γ-氨基丁酸能讓人快速入眠，並且進入長時間的深層睡眠，這對大腦的修復特別重要。而且γ-氨基丁酸屬於可以口服補充的營養劑。

**麩醯胺酸**：麩醯胺酸屬於能夠改善失眠症狀的胺基酸，因為它能夠使人的情緒好轉。當人情緒愉快時，睡眠品質也會跟著改善；焦慮與擔憂反而會讓人難以入眠。麩醯胺酸能有效調節腦神經元，使之生產足夠的多巴胺，讓人心情愉悅。換句話說，血液中多巴胺濃度過低也會導致睡眠問題。人體可以轉化麩胺酸進而自動生產出麩醯胺酸，而醯胺酸也是組成γ-氨基丁酸的主要原料。一旦我們處在高壓環境下，自身生產的麩醯胺酸就不足以應付身體的需求。換句話說，如果你現在正在高壓狀態下，請務必補充足夠的胺基酸來避免睡眠問題。

**甘胺酸**：甘胺酸的效用就和γ-氨基丁酸一樣，能鎮定腦神經。胺基酸能夠幫助身體放鬆，而甘胺酸則是針對大腦負責調節生理時鐘的特定區域，產生鎮定的效用。如此一來，身體就能擁有規律的日夜作息習慣。

如果你也有睡眠困擾，請盡量補充攝取肉類、魚類、乳製品或是豆莢類的食物以補充蛋白質，或者是直接飲用市面上的乳清蛋白飲品。此外，維他命B群也能幫助改善睡眠品質。若是想更近一步詳細了解所有關於睡眠的資訊，請參閱我二〇一七年的著作《好好睡》（*Das Schlaf-gut-Buch*）。

### •••自我診斷•••

## 我體內有足夠的γ-氨基丁酸嗎？

| | |
|---|---|
| 我經常覺得情緒緊繃。 | 是／否 |
| 我容易覺得壓力大。 | 是／否 |
| 我的身體比較僵硬，柔軟度差。 | 是／否 |
| 我常常覺得提不起勁，沒有力氣。 | 是／否 |
| 稍微大聲的噪音與許多人的活動都讓我覺得飽受干擾。 | 是／否 |
| 當我錯過一餐沒吃的時候，會變得容易感到壓力，也更容易覺得擔憂害怕。 | 是／否 |
| 我常需要藉由飲酒、吃很甜的東西或是吃藥來放鬆。 | 是／否 |

做完上面的自我診斷，如果你勾選「是」的次數越多，則代表你體內缺乏γ-氨基丁酸的機率越高。49

第35個建議

# 認識蛋白質的療效

憂鬱症、自閉症、偏頭痛、阿茲海默症、巴金森氏症等疾病都屬於大腦慢性疾病的一種，這些疾病都源於發炎反應以及免疫系統無法正常運作。要維持健康的免疫系統就必須擁有大量的蛋白質，因為免疫系統的大部分是由蛋白質所組成。換句話說，蛋白質能治癒多數的疾病，它能將失能的免疫系統再度導回正軌。因此，蛋白質可以說是人體最重要的營養元素也不為過。

人體裡特定的白血球（顆粒球）的保護外層也是由蛋白質組成，免疫系統可以透過這個蛋白質層區分哪些是身體自產的組織細胞，而哪些是身體不需要的物質。人體的細胞生命週期並不長，大約介於一至七天之間，所以人體會不停生產出新的細胞，也因此會消耗大量的蛋白質。除了顆粒球的保護外層需要蛋白質之外，免疫系統裡的許多訊息傳導物質同樣由蛋白質組成，例如細胞激素和免疫球蛋白（免疫球蛋白分別有免疫球蛋白G、免疫球蛋白A、免疫球蛋白E和免疫球蛋白M）。細胞激素又分別有抗發炎性的細胞激素，以及會誘發發炎的細胞激素。當身體沒有任何發炎反應的時候，代表體內的抗發炎性細胞激素佔多數。免疫球蛋白就是我們所稱呼的抗體，它能夠感應入侵身體的細菌、病毒以及有毒物質，並且消滅這些物質的毒性，使之對身體不至於產生危害。當人體缺乏蛋白質的時候，會導致免疫系統功能逐漸衰弱，便容易產生慢性發炎反應。長久下來，缺乏蛋白質更會導致大腦相關的疾病。

蛋白質也是許多神經傳導物質的主要組成元素，例如血清素、γ-氨基丁酸或是多巴胺，蛋白質之中的部分胺基酸甚至能對這些訊息傳導物質產生直接的影響。換句話說，缺乏蛋白質不只會提高發炎的風險，也會讓大腦內的訊息傳導物質大亂，進而導致憂鬱症、慢性疲勞、注意力不足過動症以及其他大腦相關的疾病。

人類飲食中的主要蛋白質來源是動物性食物，例如肉類、魚類、雞蛋和乳製品。這些食物中含有大量不同型態的胺基酸，其中有九種被歸類為人類需要的必需胺基酸，意思是這九種胺基酸人體無法自行生產。精胺酸屬於半必需胺基酸，人體可以自行製造。然而，在某些情況下身體自行生產的數量並不足以應付需求，因此必須在每日飲食中加強補足精胺酸。動物性蛋白可以說是最完整的蛋白質來源，家禽肉類、魚肉類、雞蛋和乳製品都含有豐富的九種人體必需胺基酸，這九種必需胺基酸的含量在多數植物性食品來源中並不完整。多數的植物不是缺乏必需胺基酸，就是含量遠低於身體所需。

下列清單為美國當地建議的每日必需胺基酸標準攝取量，以每公斤體重計算：

- 組胺酸：十四毫克
- 異白胺酸：十九毫克
- 白胺酸：四十二毫克
- 離胺酸：三十八毫克
- 蛋胺酸與非必需胺基酸半胱胺酸：共十九毫克
- 苯丙胺酸與非必需胺基酸酪氨酸：共三十三毫克
- 酥胺酸：二十毫克
- 色胺酸：五毫克
- 纈胺酸：二十四毫克

針對人體每日應攝取的蛋白質數量，德國營養學會（Deutsche Gesellschaft für Ernährungswissenschaft, DGE）並未在網頁上公布任何數據的建議。

根據上述列表，我逐一將必需胺基酸參與人體與大腦的運作流程列出如下：

**苯丙胺酸**：這項胺基酸是大腦的神經傳導物質多巴胺、腎上腺素、正腎上腺素的主要組成物質。

**纈胺酸**：纈胺酸是生產能量分子流程中的一環，不單是腦神經元需要大量的能量，維持身體免疫系統的運作也需要大量的能量。

**酥胺酸**：酥胺酸對免疫系統的調節有重要的貢獻。

**色胺酸**：它是快樂荷爾蒙血清素與睡眠荷爾蒙的主要製造原料。色胺酸也能調節體內的含氮量，讓人體的內氮含量保持平衡，因為人體免疫系統運作時也需要使用氮元素。

**蛋胺酸**：蛋氨酸是自體解毒相當重要的元素，因此它能減輕免疫系統的負荷，替免疫系統先行分解體內的有毒物質。當免疫系統偵測到這些已經被蛋氨酸消毒過一次的有毒物質之後，就不會再次攻擊。蛋胺酸需要消耗大量的鋅與硒，這兩種礦物質也是免疫系統相當重要的原料。此外，蛋胺酸同時是關閉與開啟基因表現過程中的所需元素之一。

**白胺酸**：白胺酸是生產生長激素時的其中一項必要元素。當體內存在越多生長激素時，就會產生越多的免疫細胞與免疫抗體。白胺酸也能促進傷口癒合。

**異白胺酸**：免疫反應和異白胺酸有相當多的關聯性。異白胺酸是製造血紅素的原料之一，體內越多的血紅素就意味著細胞得到越多的氧氣，而細胞獲得越多的氧氣就能夠提升整體身體的新陳代謝率。新陳代謝率越高，人體的免疫細胞就更為茁壯。

**離胺酸**：離胺酸是生產蛋白質、荷爾蒙、酶以及維持免疫系統的的重要原料，此外，它也是生產能量因子過程中的一份子，對人體整體的健康影響不容小覷。

**組胺酸**：組胺酸是生產神經傳導物質組織胺的必要原料，也是免疫系統中訊息傳導物質相當需要的營養素之一，它同時是組成腦神經元絕緣層髓鞘層的其中一個主要組成元素。

# 第36個建議

# 攝取好品質的肉類和魚肉才能更健康

每種肉類之間有所區別，每種魚肉也不盡相同。肉類品質好壞的關鍵取決於動物的飼養環境與方式，例如家禽家畜豢養在什麼環境、吃怎樣的飼料、是否有足夠的活動空間、在生長過程中是否有施打生長激素或是其他藥劑，都會有所影響。高品質的肉能促進身體的健康狀況，反之則會傷害身體健康。

紅肉是具高營養的肉品之一，譬如牛肉。然而前提是牛隻必須豢養在適合牛隻健康的環境之下。所謂適合的環境是指牛隻有足夠的空間活動，並且吃的是營養的飼料，意思是飼料必須由青草、野花、灌木與乾草組成。如果人類攝取的是過度餵食的牛肉也不健康，尤其這種廉價的牛肉來源是長期被關在狹小牛棚裡的牛隻，牠們通常只會被餵食廉價的飼料如玉米、黃豆或是穀物，也就是大量的碳水化合物。

牛隻成長時攝取越多的青草與乾草，體內會引起發炎的 omega-6 脂肪酸越少，會抑制發炎的 omega–3 脂肪酸含量就越高。肉品內最理想的 omega–6 脂肪酸和 omega–3 脂肪酸含量比例是二比一，這也是對牛隻健康最好的比例。有理想比例脂肪酸的牛隻們擁有更強的疾病抵抗力，當然就不需要施打藥劑來防止疾病。牛肉裡所含的 omega–3 脂肪酸含有濃度的 E P A 與 D H A，它們能有效抑制腦內的發炎反應。含有高比例 D H A 和 E P A 的牛肉能大幅降低發炎反應，進而達到一定的療效。可惜大多只有有機畜牧和業餘畜牧的牛隻才有適當的生長環境。另外，野生放牧的幼鹿、紅鹿、黇鹿同樣有適當的生長環境，這樣的紅肉也富含 omega–3 脂肪酸，這些肉品可以在合法販售野味的通路、肉鋪或是有機超市購得。除了含有豐富的 omega–3 脂肪酸之外，紅肉也富含蛋白質、維他命以及礦物質。紅肉動物的骨髓與內臟是營養含量最高的部分。

反之，若是動物在惡劣的環境下飼養，其體內的 omega–6 脂肪酸和 omega–3 脂肪酸比例會隨之失衡，有些肉質的脂肪酸比例可以惡化到呈現二十五比一的情況！高濃度的 omega–6 脂肪酸會加速腦內的發炎，因此以罐裝保存並標榜能長期存放的紅肉製品通常都對身體健康無益處。

紅肉可以為身體帶來相當多的營養，但也能對身體健康造成損害，關鍵在於肉品的品質。基於這個原因，請讀者見諒我不將所有吃紅肉導致疾病發生的相關研究納入討論。因為這些研究多半只著重於受試者吃了多少數量的紅肉，以及受試者患有哪些疾病，卻從未有人討論過受試者食用的究竟是什麼樣的紅肉、紅肉是否從有機商店或友善農場購買、這些肉品是由自由放牧豢養的家畜製成，抑或是工業化大量屠宰下所製成的產品。

淡水海域捕撈的漁貨通常有受過多重金屬污染的疑慮，因此我們應該避免食用過多淡海魚。水產養殖業的魚肉製品也有不少的問題，因為飼養環境通常較為狹小，在這種水池生長的魚群通常有寄生蟲與類似的疾病。因此養殖漁業會大量使用藥劑防止魚群染病，最終導致大量藥劑殘留在魚肉裡。食用這樣的魚肉也會同時吃下藥劑，最終導致身體健康受損。反之，有機水產養殖業對於藥劑使用、生長激素與抗寄生蟲藥的投放量有嚴格的規範。在德國，水產養殖業者只有在魚肉檢驗沒有超標殘留藥劑之後，才能獲得有機通路製品的證書。

第37個建議

# 你的腦神經元需要脂肪酸

大腦需要良好品質的脂肪酸，因為脂肪酸用以建造腦神經元的細胞膜，以及生產腦神經元的絕緣體保護層髓鞘層。omega–3 脂肪酸會增強血清素的效果，讓人身心保持愉悅，進而預防憂鬱症的發生。另外，脂肪酸負責傳送腦神經元的動作電位，是腦神經元突觸活動時所需的元素之一。omega–3 脂肪酸更有著能讓大腦變聰明的美譽。

哈賓教授（Prof. J. Hibbeln）任職於領先全球醫學研究領域的美國國家衛生院（NIH），曾針對 omega–3 脂肪酸進行大規模的實驗。實驗中以數以千計的美國國家公務員作為受試者，測量他們血液中 omega–3 脂肪酸ＤＨＡ的含量。實驗結果證實了 omega–3 脂肪酸ＤＨＡ與自殺比例的相關聯性。測試結果顯示，血液中 omega–3 脂肪酸ＤＨＡ值越低，則受試者有自殺傾向的比例越高。哈賓教授更進一步指出，超過百分之九十五以上的美國士兵，其血液所含的 omega–3 脂肪酸ＤＨＡ值嚴重不足，該指數實在過低，完全反映出士兵的自殺率何以居高不下。根據這項研究結果，美國國防部全面改善了士兵的伙食，增加並補充足夠的 omega–3 脂肪酸ＤＨＡ。[50]

無獨有偶，另一位同樣來自美國國家衛生院的金教授也在研究中證實了這項關聯。研究指出，胎兒與嬰兒的軸突在生長時需要大量的 omega–3 脂肪酸ＤＨＡ。如前面章節所述，軸突的主要功能是製造腦神經元之間的連接，而發展強大緊密的腦神經元網絡就是決定大腦發展進度的關鍵。人類先天的大腦細胞在胎兒發育的前十二週就已經組建完畢，ＤＨＡ能供給發展時所需的營養，也因此能幫助胎兒的大腦變得更加聰明。雖然成年人一樣會新增腦神經元以及生長出新的連結，然而數量基本上和胎兒前十二週的生長率無法相比。

除了新生兒之外，母親也需要足夠的 omega–3 脂肪酸。在德國，幾乎每十個新手媽媽就有一個罹患所謂的「Babyblues」，也就是產後憂鬱症。產後憂鬱症好發於缺乏足夠 omega–3 脂肪酸的新生兒母親。在習慣食用海鮮、魚類（即食物中富含 omega–3 脂肪酸）的國家中，新生兒母親罹患產後憂鬱症的比例足足比起德國少了三十倍之餘。

和ＤＨＡ與 omega–3 脂肪酸打對台的反派角色，叫做 omega–6 脂肪酸。omega–6

脂肪酸大量存於廉價的食用油與人造奶油瑪琪琳之中，這些油類多被使用於加工即食品及烘培食品。不僅如此，在工廠化大量畜養之下而製造出的廉價肉品與廉價乳製品中，也能檢驗出大量的 omega-6 脂肪酸。omega-6 脂肪酸會抑制 omega-3 脂肪酸，最終改變大腦吸收營養及運作的方式。長期攝取過多的 omega-6 脂肪酸會導致憂鬱症、記憶力損害、思覺失調症、注意力不足過動症以及更多其他腦部病變相關疾病。總結現代人的飲食習慣來說，只會讓人變得更加抑鬱與易怒。

保護腦神經元的髓鞘層的主要成分就是脂肪酸，其中又以 omega-3 脂肪酸內的 DHA 為最大宗所需原料。換句話，人體如果能提供越多的 omega-3 脂肪酸，就越能確保髓鞘層的健康狀態；多發性硬化症的病源就是起因於腦神經元多處的髓鞘層受到攻擊。柏林夏里特醫院醫學研究中心的研究員證實，只要攝取比先前多的 omega-3 脂肪酸，大腦腦神經元的髓鞘層就會增厚。[51] omega-3 脂肪酸對多發性硬化症更有雙重的治療功效：一方面能直接有效幫助髓鞘層的增建，另一方面能夠降低引發多發性硬化症的典型發炎反應。

omega-3 對憂鬱症與恐慌症也一樣有雙重治療功效。首先它能有效降低發炎反應；再者 omega-3 能改變腦細胞膜的特性，使其針對血清素的接受器變得更為敏銳。如此一來等同於提高了腦內的血清素濃度，患者的心情會因此變得更輕鬆愉快，恐懼的情緒自然隨之消失。

另外，當腦內的DHA濃度升高時，腦神經元上的突觸工作效率都會變好。突觸主要負責將細胞接受到的資訊往下一個細胞傳遞下去，活動積極的突觸意味著效率更高、更敏捷的思考能力與記憶力。

絕大多數生活在中歐地區的居民每日攝取的 omega-3 脂肪酸量不到〇．一克。這實在低的離譜！就連歐洲營養協會都建議，每人每日至少應該攝取〇．五到一．五公克的 omega-3 脂肪酸量，而懷孕中的婦女所需的數量比常人更多。我在診所裡經年累月替無數人檢測過 omega-3 值，讓我相當意外的是，幾乎所有人的指數都非常低。為了補足這個缺乏的營養漏洞，許多病患必須每日額外補充高於一．五公克的 omega-3 脂肪酸。傳統生活在北極圈內的因紐特人每日攝取的 omega-3 脂肪酸是十公克。omega-3 脂肪酸是人體的其中一項必需營養素，長期缺乏絕對會衍生出其他的健康問題，而且大腦會受到最嚴重的傷害，因為它正是人體中消耗最多 omega-3 脂肪酸的器官。

**• • • 自我診斷 • • •**

## 我已攝取足夠的脂肪酸了嗎？

| | |
|---|---|
| 我的指甲較薄、乾燥或是容易斷裂。 | 是／否 |
| 我的皮膚乾燥、容易脫皮、發癢和長斑。 | 是／否 |
| 我的耳垢相當乾硬。 | 是／否 |
| 我有頭皮屑的困擾。 | 是／否 |
| 我的關節經常僵硬、不容易彎曲伸展。 | 是／否 |
| 我幾乎一直都覺得很口渴。 | 是／否 |
| 我有便祕的困擾。 | 是／否 |
| 我的排便色澤淺亮、質地很硬或是聞起來有腐爛惡臭。 | 是／否 |
| 我有憂鬱症、注意力不足過動症或是健忘的傾向。 | 是／否 |
| 我有高血壓。 | 是／否 |
| 我有經前症候群，月經來之前我會易怒、身體腫脹。 | 是／否 |
| 我的低密度脂蛋白與三酸甘油脂指數過高，高密度蛋白質指數過低。 | 是／否 |

做完上面的自我診斷，如果你勾選「是」的次數越多，代表你體內缺乏脂肪酸的機率越高。[52]

### 實用建議：檢測體內 omega-3 脂肪酸的指數

omega-3 脂肪酸對人體的健康扮演著舉足輕重的角色。

- 請諮詢專業醫師定期檢測體內的 omega-3 脂肪酸指數。標準值應落在百分之八以上才是健康。
- 若有缺乏 omega-3 脂肪酸的現象，請每日補充六公克的劑量。omega-3 脂肪酸中最對人體重要的成分就是DHA以及EPA，請注意你所服用的補充品應以這兩項脂肪酸為主要成分。
- 善待自己，攝取品質良好的脂肪，例如動物性奶油、橄欖油、油漬魚肉、含脂肪量高的有機魚肉、雞蛋、酪梨與堅果。

第38個建議

# 認識維他命C，它不僅只是抗氧化劑

稱呼維他命C為「萬能維他命」再適合不過了。因為它在大腦內能減低腦內的氧化壓力程度、可以啟動大腦中重要的酶，還能促進神經傳導物質的合成，進而改善我們的行為舉止。大腦內若存在高濃度的維他命C，不只能提高工作的專注力、有效增強記憶力，更能讓身體的運動能力處在最佳狀態。人類大腦細胞內的萬能維他命濃度比身體其餘部分的細胞高出非常多倍，這顯示出這項維他命對大腦的重要性。在身體極度缺乏維他命C的狀態之下，人體仍會盡可能將所有維他命C保存在大腦內。

許多人也將維他命C稱作天然的抗憂鬱劑，因為它會促進快樂荷爾蒙血清素的合成。若只想靠正常飲食攝取足夠的維他命C量，完全是天方夜譚，因為現在蔬菜水果所含有的維他命C成分與一九五〇年代相比已經大幅減少。造成蔬果維生素流失的最大元凶就是長途運輸，除此之外，為了保持長途運輸的新鮮度，蔬果也經常在尚未成熟之前就採收下來，這也大幅影響蔬果的維他命Ｃ含量。還有一點：哪一個活在現代社會中的人，還有機會和時間可以天天只煮新鮮的蔬菜來吃、只吃當地農民有機栽種的水果呢？這也難怪現代社會中有越來越多的憂鬱症患者。當然，缺乏維他命Ｃ只是多項導致憂鬱症病因的其中之一。

腦神經元衰退的疾病幾乎都與大腦內高度的氧化壓力有關，高度的氧化壓力會導致大腦內部發炎，最終導致腦細胞死亡。維他命Ｃ正好能降低自由基的活動力，在大腦內有充足維他命Ｃ的情況下，腦血管壁的發炎反應會漸漸減少並且變得更堅固。反之，腦內維他命Ｃ濃度長期處於低迷狀態之下，會大幅提高罹患阿茲海默與中風的機率。[53]維他命Ｃ與維他命Ｅ一起服用時的效果最為顯著，這兩者不僅具有各自的保健功效，還能互相合作，促進彼此被身體吸收利用。

正因為維他命Ｃ是如此重要，所以當我讀到來自紐西蘭的另一份研究時大感驚訝。紐西蘭的研究者針對維他命Ｃ的影響力進行實驗，實驗對象是四百位年齡五十歲以上的受試者。結果顯示，百分之九十三的受試者體內嚴重缺乏維他命Ｃ！研究者更進一步測驗受試者的認知能力，發現這群維他命Ｃ不足的受試者中，數值最低的受試者的測驗結果較差。這更顯示了這群人的思考與記憶力不如維他命Ｃ值較高的受試者。[54]

中國的研究學者也得到了同樣的實驗結果，他們在實驗中發現維他命C能促成腦神經元製造出新的髓鞘層。如此一來，保護腦神經元上的軸突的髓鞘層會更強健，腦神經訊息能更快速地傳遞與連結。這項發現對多發性硬化症的患者具有突破性的重大意義，因為他們飽受攻擊的髓鞘層能藉此得到保護。[55]

## 實用建議：用維他命C好好寵愛自己

- 每天補充維他命C。但請勿以德國營養學會公布的微小劑量來當作補充的標準，請補充能產生醫療效果的劑量：每日一到三公克。
- 請在每日補充維他命C時一併補充四百國際單位的維他命E。同時在每年檢測血液內維他命C值時，一併檢查維他命E值。
- 若你正受偏頭痛、感冒、重度憂鬱症所困擾，請大幅提高維他命C的劑量到每小時一公克。當你因此開始腹瀉拉肚子時，就表示你已達到身體能承受的最大維他命C劑量。

- 若你是多發性硬化症或是阿茲海默症的患者，請以點滴的方式補充維他命C。請先從每次含七．五克維他命C的劑量開始，再慢慢依照疾病的輕重程度增加到三十至四十五公克的維他命C劑量。
- 維他命C是不會被過量攝取的營養補充品。身體如果含有過高的維他命C濃度，就會透過排尿釋放出去，所以維他命C的危險程度可說是比水還要低。

第39個建議

# 認識鎂，它能給你的遠不只是內心的平靜

人體的每一個細胞都需要鎂，人體所有代謝途徑中有超過三百種的酶反應必須依賴鎂這個礦物質。鎂是主宰大腦健康相當基本的元素之一，同時也是影響人體免疫系統健全與否的元素。不幸的是，鎂缺乏是一個普遍現象，在西方已開發國家中約有百分之八十的人口缺乏鎂。人體缺乏鎂會導致情緒不穩、睡眠問題、偏頭痛以及腦神經衰弱。

我戲稱鎂是個讓人內心平靜的調味料。它究竟是如何對情緒造成如此巨大的影響呢？它能關閉腦神經傳導物質麩胺酸的接受器，讓受到怒氣刺激的腦神經傳導物質立刻停止對刺激做出反應，進而使大腦重新回歸平靜。偏頭痛、慢性疼痛、癲癇、阿茲海默症、巴金森氏症、憂鬱症與恐懼症的患者，其大腦內的共同點就是麩胺酸的接受器過度活躍。大腦細胞若長期處在強大的刺激之下，會導致大腦細胞死亡。因此，能

關閉接收器的鎂可以保護腦神經元不受過度刺激而死亡。[56]持續規律補充鎂能夠減緩頭痛與慢性疼痛的症狀，同時穩定情緒、增強記憶力。它還能常保腦細胞健康，因此有預防阿茲海默症和巴金森氏症的功用。

此外，鎂是大腦製造快樂荷爾蒙血清素所需的原料之一。到了這個章節，大家想必都清楚大腦內血清素濃度越高，人的心情就越好。這個讓人內心平靜的調味料同時是大腦合成睡眠荷爾蒙褪黑激素的其中一項必要原料。好的睡眠品質是人保持優秀的工作學習能力、平穩放鬆的心情與健康大腦的首要條件。人腦在睡眠時期，會將白天接收的資訊儲存下來，並且修復受損細胞，將老廢有毒物質排出大腦。大腦這項相當忙碌的晚間大掃除工作中，鎂也加倍貢獻了它的能力：一方面它能讓人睡得更深、更久，因此能有效提升膠質淋巴系統的工作效率；另一方面，它也會在這個過程中直接進行身體解毒，將身體循環代謝過程中產生的老廢物質、有毒物質或是其他異物轉換成對身體無害的物質。

這項無所不能的礦物質還有另一個功能，即是強化將短期記憶轉換成長期記憶的海馬迴的活動。換言之，鎂可以提升人腦的記憶力，當大腦內有充足的鎂元素時，連做決定都會顯得輕鬆許多。

變聰明、提升睡眠品質、預防阿茲海默症、讓心情更平靜——這些全都要仰賴鎂。然而卻幾乎沒有人攝取足夠！缺乏鎂元素的成因有許多。現代人的正常飲食中的鎂含量不足，卻含有大量的鈣。在人類社會工業化之前，飲食內所含的鈣與鎂比例尚且為一比一；工業化後的社會卻是五比一的懸殊比例，我們的飲食中鈣含量比鎂含量高出五倍之多。人體的循環代謝如果缺少鎂，便會自動以鈣作為替代，代謝率將因此變差，長時間功率低下的循環代謝率會導致慢性疾病。

可是現代人所需的鎂數劑量卻遠比工業化時期更多。因為在當今社會的功利主義之下，你我承受的壓力比以往更大，而壓力會消耗大量的鎂。此外，人類在工業化後暴露在更多的有毒物質之下，要分解體內的有毒物質就需要足夠的礦物質鎂。從汽車排放廢氣、生鮮食品上的農藥殘留物、清潔劑內含的化學殘留物到成衣毛料製品中，都存在大量的化學有毒物質，在在加強了人體對鎂的需求。

除了現代飲食中鈣鎂含量的懸殊比例、生活中大量增加的有毒物質與壓力之外，另外兩個問題也加重了人體缺乏鎂的現象：攝取太少的維他命B群和過多的碳水化合物。礦物質鎂只有在維他命$B_1$與$B_6$充足時，才能透過腸道被人體吸收，而大多數的人體內並沒有足夠的維他命B群。相反地，越來越多的碳水化合物飲食和酒精攝取量，不僅無法幫助身體吸收鎂，還大幅增加身體消耗它的速度。因為糖、麵包、麵條、即食品、果汁和酒精都是高劑量的酸性食物，身體必須消耗大量的鎂來維持酸鹼平衡，因為鎂正好是可以中和酸性的鹼性元素。其實缺乏鎂的情況比上述形容的還要更嚴重，現代人日常服用的許多成藥會消耗更多的鎂，例如胃酸抑制劑、避孕藥、抗憂鬱藥、高血壓常用藥乙型交感阻斷劑與糖尿病用藥。

人體內的鎂有百分之九十九都存於細胞內，只有百分之一的鎂在血液中流通。基於這個因素，有些醫生認為檢測血液無法了解鎂的攝取量，因為血液值無法充分反映細胞所能獲得的營養是否足夠，尤其是人體在缺乏營養素的時候仍會盡可能維持供給血液所需要的基本養分。人體的設計並非毫無意義，畢竟血液是負責運輸全身養分的主要渠道。根據我二十五年來看診的經驗，我確信只要能在每公升血清值中測到一至一．一毫莫耳的鎂含量，就代表體內所有細胞的鎂含量都充足無虞。血液檢查並非沒有意義，血液能忠實反應身體攝取鎂的狀況，因為只有在全身細胞都有足量的鎂時，血液中的鎂濃度才會明顯提升。

## 實用建議：檢測體內的鎂含量

- 不僅在血清檢體中能檢測得知鎂的含量，一般的全血檢體中也能測得。依照各實驗中心與診所採取的檢測方式不同，鎂含量有以下不同的標準值：
  - 血清檢體適用的標準含鎂量：一到一．一毫莫耳／升血清
  - 全血檢體適用的標準含鎂量：一．六到一．八毫莫耳／升全血
- 部分實驗室並不使用毫莫耳為單位，而是使用毫克／每公合來標示驗血結果。莫耳這個單位在每個物質之間有不同的換算標準，建議你上網找出一個完善多樣物質的莫耳自動換算器來閱讀驗血報告。
- 有鎂缺乏的情況時，請每日補充三百至五百毫克的鎂營養補充劑量，抑或是逐步增加劑量，直到身體產生腹瀉為止。

第40個建議

# 認識值得你好好了解的牛磺酸

牛磺酸是胺基酸的一種，我的許多患者的驗血報告經常顯示他們缺乏這項營養素。人體所需的牛磺酸數量之中，其中三分之一可以自行利用半胱胺酸和蛋胺酸來生產供應，另外三分之二的需求需要依靠飲食來攝取。人體內的蛋胺酸在每次抵禦外來病毒之後會大量消耗，因此經常處於缺乏狀態。而人體內多處的蛋氨酸經常處於一刻也不停歇地抗戰之中，其消耗的速率可想而知。如先前章節所述，全球人口約有百分之六十都感染了潛伏的人類皰疹病毒第四型，所有現代人都至少帶有九種皰疹病毒中的至少其中一種，而皰疹病毒屬於人傳人的傳染病。蛋胺酸除了要抵抗這些皰疹病毒之外，同時還要抵抗時不時出現的流感病毒和其他的傳染病毒。人體不停消耗蛋胺酸加上經常攝取不足，導致人體幾乎無法產出足夠的牛磺酸。牛磺酸對大腦的健康相當重要，它能幫助降低大腦內的氧化壓力、抵抗偏頭痛、對抗恐慌症，而且還能幫助改善多發性硬化症。

偏頭痛與大腦能量缺失的成因主要是因為有太多鈣離子進入大腦細胞之中。牛磺酸能有效阻止鈣離子湧入大腦細胞，藉此抑制偏頭痛的規律發作；它也能有效抑制癲癇發作、神經引起的抽動行為、妥瑞氏症和其他神經肌肉疾病。當你出現偏頭痛發作的前兆時，攝取一公克的的牛磺酸就能有效抑制發作；每日搭配輔酶 $Q_{10}$ 補充五百毫克的牛磺酸，也能有效降低偏頭痛發作的頻率。

腦震盪、腦出血和腦血管梗塞同樣是過多的鈣離子流入大腦細胞所致。每日三次搭配輔酶 $Q_{10}$ 補充劑量一公克的牛磺酸，能有效改善上述症狀。

胺基酸裡的牛磺酸能降低粒線體內的自由基形成，並明顯有效抗氧化。當大腦處在壓力情況之下時，它能發揮鎮定大腦的效果；它也能啟動按酪酸接受器，讓 γ-氨基丁酸加倍發揮功效。

牛磺酸對於改善多發性硬化症的效果最讓人感到不可思議。多發性硬化症是一種自體免疫系統疾病，患者大腦內的腦神經元上的軸突細胞膜與周遭的髓鞘層，因為遭受攻擊而出現裂縫。這些裂縫會阻礙動作電位的傳遞，導致鈣離子透過裂縫入侵腦細胞，進而使腦神經元過度撐開腫脹而死。牛磺酸就是一個絕佳的鈣離子捕手，它能精準阻止鈣離子並將之大幅消滅。衷心建議有上述疾病困擾的病患，每日補充攝取三到五公克的牛磺酸以幫助改善病況。

直接補充胺基酸營養補給錠，再搭配服用半胱胺酸和蛋胺酸，能有效提高體內牛磺酸的濃度。身體要恢復自給自足牛磺酸的生產模式，除了上述兩種胺基酸要充足之外，還要具備礦物質鉬、維他命$B_1$以及維他命$B_{12}$。奶蛋素食者與全素食者自飲食中攝取的蛋氨酸與半胱胺酸更為少量，與會攝取肉類的人相比更容易缺乏牛磺素，此外奶蛋素食者與全素者也普遍有維他命$B_{12}$不足的現象。[57]

**實用建議：善加利用牛磺酸的魔力**

- 如果你有偏頭痛、癲癇、腦神經元發炎、多發性硬化症、神經性抽動行為、視網膜問題、青光眼、黃斑部退化等問題，請每日補充攝取定量的牛磺酸。
- 每日建議補充劑量：五百毫克至五公克。人體每日服用劑量介於十到二十公克之間，並無明顯的嚴重副作用。

## 第41個建議

# 認識神奇的色胺酸

快樂荷爾蒙血清素正是由色胺酸所組成，但是色胺酸能給你的不是只有快樂而已。色胺酸能主導人體的行為，左右感官刺激的接收，並讓人擁有優越穩健的自信心。我總戲稱色胺酸為大老闆荷爾蒙。遺憾的是，我還未碰過哪個人體內有足夠的色胺酸值。

色胺酸屬於人類必需胺基酸的一種，意思是人體無法自己製造，偏偏色胺酸的取得來源不如其他胺基酸一樣容易。要知道，色胺酸可是生產快樂荷爾蒙血清素的主要原料。

血清素會大幅影響人的社交行為，譬如如何與熟識的工作夥伴、伴侶、小孩與父母長輩互動，當然還有開車時的車品。當人體內血清素濃度高的時候，能夠輕易以愉快的心情做出反應，也比較能夠衡量自己的行為，並與對方、前車保持適當的距離。

在血清素濃度很低的狀況下，要保持這些理性行為相當困難，行為脫序相對輕而易舉。血清素能有效幫助大腦過濾所有的感官刺激，想像一下，所有人眼前的景象以每秒數以萬計的大量訊息湧入大腦裡。人類大腦會聰明地篩選出對自己重要的訊息，接著專注在處理這些訊息上，而這個篩選能力的精準程度，完全取決於血清素濃度。你是否也常覺得生活周遭的噪音太擾人？或是常常被周圍發出的聲音吸引注意力因而無法專心？這些現象的原因都可能是因為體內血清素的濃度過低。

不可諱言，血清素可以稱作人類心理健康的最關鍵在於，它讓人心情愉悅、保持理性。擁有上述兩件事就能比其他人更輕鬆地解決生活中的各種難題，還能有理性的判斷力與穩健的自信。因此各大藥廠都對合成血清素有濃厚的興趣，可惜血清素無法通過大腦的血腦屏障，只能在大腦裡直接合成。不論是食用血清素補充劑或是含有血清素的健康食品，都無益於提升大腦的血清素濃度。而製藥大廠對製造血清素的主要原料色胺酸興趣缺缺，因為色胺酸是天然物質，而法律規範藥廠不得將天然物質產品登記為專利。藥廠為了獲利，於是研發出能在大腦內捕捉到血清素的藥劑，攔截後再以此加強清素的功能。藥廠將這項藥劑登記專利然後以高價售出。但是，要提升血清素的濃度和效用其實有更簡單的方法，就是利用色胺酸與合成血清素所需的輔助元素，再加上把「色胺酸小偷」過濾消除掉。所有的色胺酸小偷裡就屬壓力最為有名，人體在壓力下消耗的色胺酸數量遠比心情平靜所需的數量多出許多。此外，慢性發炎反應也會大幅增加色胺酸的消耗量，糖、精製麵粉、過重與胰島素阻抗亦然。細數下來，其實並不意外普遍大眾缺乏色胺酸。

另外一個嚴重的問題是，色胺酸要成功抵達大腦的路途其實充滿競爭。它必須與其他七個大型胺基酸一起抽籤爭取進入大腦的機會，糟糕的是它經常抽到輸籤。幸好針對這點已經有解方！就是耐力運動。耐力運動能有效增加支鏈胺基酸，這是另一群存在肌肉細胞中的大類胺基酸。此外，人體血液裡也存在色胺酸，血液中的色胺酸能以相當高的濃度直接進入大腦。因此，耐力運動能有效增加色胺酸並幫助人體產生血清素來抑制憂鬱症。

如果你體內缺乏血清素，要以口服藥劑的方式補充色胺酸，請務必在飯後至少三個小時後再服用補充錠，並且與下一餐間隔兩小時以上。若將色胺酸於正常進食時一併服用，它會再次落入須與其他胺基酸一起競爭的情況。有些人把這個狀況當成是身體系統的一項錯誤，然而事實並非如此。人類在幾世紀之前必須忍受飢餓在森林裡中狂奔中尋找下一餐，肌肉正是因此設計能自動產生足夠的支鏈胺基酸，好讓血液中的色胺酸也能充足地輸送到大腦裡。錯的不是人體設計，而是現代人的生活習慣。

順帶一提，血清素濃度的高低並不需要醫生的測量，因為測量結果頂多只能代表大腦內存在有多少血清素而已。請讓醫生為你測量色胺酸值，因為該項數值的高低才能示出身體是否有足夠的資源在大腦裡合成足夠的血清素。

色胺酸一開始會先轉換成5-羥色氨酸，之後再改變構造為血清素。5-羥色氨酸是市面上常態販售的營養補給品，但我不建議大家自行購買來使用，因為5-羥色氨酸一旦進入人體之後，絕大部分會在體內被代謝掉，只有極少數部分會進入大腦內，這對於產生血清素並沒有明顯的幫助。

・・・自我診斷・・・

**我身體製造的血清素夠多嗎？**

| | |
|---|---|
| 我的自我價值感相當低落。 | 是／否 |
| 我經常在秋季或是冬季的時候感到憂鬱。 | 是／否 |
| 我時常有負面想法。 | 是／否 |

| | |
|---|---|
| 我是一個完美主義者。 | 是／否 |
| 我有強迫症或類似的行為。 | 是／否 |
| 我相當容易興奮、失去耐性或容易生氣。 | 是／否 |
| 我生性害羞或是有懼高症、人群恐懼症、飛行恐懼症。 | 是／否 |
| 我感到恐懼或是有恐慌症。 | 是／否 |
| 我有經前症候群，在經期前後情緒起伏不定，有暴食（或厭食）的狀況，或是有胸部腫脹不適、胃脹氣等症狀。 | 是／否 |
| 我有睡眠障礙。 | 是／否 |
| 我半夜會醒來多次，醒來後再難以入眠。 | 是／否 |
| 我早晨總是醒得過早。 | 是／否 |
| 我有無法克制想要吃甜食、白麵包或麵條等碳水化合物食品的欲望。 | 是／否 |
| 做完運動之後我總是感覺比較好。 | 是／否 |
| 我有肌肉疼痛、關節疼痛或纖維肌痛的症狀。 | 是／否 |

做完上面的自我診斷，如果你勾選「是」的次數越多，則代表你體內血清素濃度低迷的可能性越高。[58]

### 實用建議：提高製造血清素的色胺酸

- 進行血清素濃度檢測。
  - 正常值範圍：三千六至一萬兩千五微莫耳／公升
  - 平均值：八千一百微莫耳／公升
- 檢測結果低於平均值者，或是做完自我檢測後明顯血清素低迷者，請每日補充一到三公克的色胺酸。通常補充一．五公克便已足夠。
- 胺基酸要在飯後三小時和睡前四十五分鐘服用才能發揮最大功效，抑或至少在飯後三小時並且與下次進食間隔兩小時中間食用。
- 為了讓身體可以從色胺酸開始順利生產血清素並充分發揮效用，請不要忘記補充輔助營養素：鎂、鋅、葉酸、鐵、維他命$B_3$、$B_6$、維他命D與omega–3脂肪酸。

# 第42個建議 認識用於治療的礦物質鋰

大腦循環代謝的阻礙通常起因於缺乏循環所需的重要元素，或是堆積了過多的有害物質。從失智症到憂鬱症，每一種慢性疾病都是因身體循環代謝的改變而起。只要身體能獲得他所需的全部營養素，這些疾病都能慢慢痊癒。鋰是眾多身體所需的基本元素之一，卻常常被大眾所遺忘。它能夠讓人放鬆，身心更滿足與更快樂。

鋰存在於天然土壤與飲用水中，從土壤中被植物與蔬水果吸收，最終也出現在動物性食物產品中。有些地區的土壤中含有高濃度的鋰，而較貧瘠土壤中的鋰含量較低。鋰含量的高低對人體有相當程度的影響，美國德州以兩百二十六個社區為受試單位，針對飲用水中鋰含量的高低與自殺率的關聯進行研究。研究結果顯示，飲用水含有最高鋰含量的社區自殺比率最低。當然，鋰含量並不是人們自殺原因的唯一解答，但它是得以解釋人類錯綜複雜行為拼圖中的一小塊。研究學者更進一步證實，攝取身體所需的鋰含量能有效減少人類的衝動行為，並增加人類進行思考的反應。

充足的鋰能夠幫助大腦生成更多不同的生長因子，也會幫助大腦形成腦源性神經營養因子與神經生長因子，它們能修復受損的腦細胞、促進腦細胞的新生，並且有助於加強神經之間的連結（神經可塑性）。鋰更能促進形成其他種類的神經生長因子，特別是能促進大腦製造新生血細胞的神經生長因子，這一點更是非常有益於中風患者。此外，鋰因為能夠保護神經細胞免受麩醯胺酸濃度過高的危害，麩醯胺酸對神經細胞的危害相當高，因為它是一個相當活躍的神經傳導物質。除此之外，鋰也會阻止酶的釋放，這對阿茲海默症、雙極性疾患或是憂鬱症患者相當有益，因為這些疾病患者的腦內常有過度活躍的酶。

鋰是人體必需的微量元素之一，意思是每個人都需要少量的鋰來維持身體健康。問題是要在實驗室裡測量鋰的存在非常困難，幾乎是不可能的。長久以來，我們與一間特殊實驗室合作，經過了一連串的測量實驗之後終於解決了這項難題，並且發現只要每日飲用二到三瓶含鋰的礦泉水，身體就能獲得足夠的礦物質鋰。這樣攝取的鋰營養素已經足以讓人保持愉快、俐落的生活。德國的礦泉水泉地裡，以知名的和平泉（Heppinger）、法希泉（Fachinger）以及鹿泉（Hirschquelle）所產的礦泉水含有相對豐富的鋰含量。

美國礦泉水則以喬治亞州境內的利希亞泉水（Lithia）所含的鋰含量最為豐富，利希亞泉在美國當地原住民的文化中甚至有「療癒聖泉」的美稱。一八八二年時遷徙到當地的移民便將利希亞這個名字當成建城的名字，因為在移民者圈內也知道利希亞泉的療癒能力相當有效。以前更有許多美國人不辭長途跋涉來到利希亞，只為了能獲取泉水來治病。這座泉水後來更被使用為療養泉，知名的美國文學家馬克·吐溫與美國前總統羅斯福都曾先後在此療養。

**實用建議：犒賞自己一罐富含礦物質鋰的礦泉水吧！**

- 患有憂鬱症、情緒兩極症或是其他腦神經退化相關的病症者，請每日飲用兩到三瓶含有礦物質鋰的礦泉水。
- 為預防慢性大腦疾病，一般人亦可每日補充含有鋰礦物質的礦泉水。
- 微量的鋰能達到治療的功效，然而過量的鋰則會損害人體的腎臟以及甲狀腺。

第43個建議

# 咖啡的功效因人而異，端看你個人的狀況

每個人對咖啡的看法都不盡相同，有些人認為咖啡有害健康，有些人卻大肆推崇咖啡的療效。造成這個現象的原因在於，每個喝咖啡的人以及每個人喝的咖啡都不一樣。一杯卡布奇諾加兩匙糖和一杯手沖黑咖啡的效果當然完全不同。

咖啡裡有將近一百多種不同的分子，能對身體產生各式各樣的影響。咖啡中能讓精神活躍的物質會間接刺激人腦內多巴胺與麩胺酸基的釋放，這是兩種人腦相當重要的神經傳導物質，它們因為受到刺激而更積極地運作。於是大腦的情緒變得亢奮，思考變得更快，連記憶力也變好了。

除了咖啡因之外，咖啡裡還含有其他元素會促進大腦的運作，當中最知名的莫過於咖啡醇和咖啡白醇。這兩者是相當有效的抗氧化劑，並且能在大腦中大幅削弱自由基的危害。咖啡醇和咖啡白醇還能促進大腦中的穀胱甘肽合成，穀胱甘肽可稱作是大

腦內所向無敵的抗氧化劑。此外還含有咖啡單寧酸，一種和咖啡酸相當接近的天然化合物，它同樣具有抗氧化的功效。咖啡單寧酸還有一個特別的功效，就是能保護腦神經細胞的ＤＮＡ不受損傷。根據研究顯示，有喝咖啡習慣的人得到阿茲海默症或巴金森氏症的風險較低。不過話說回來，咖啡並不是一帖萬能藥。研究也顯示，體重過重者、長期不運動者、習慣飲酒者或是有抽菸習慣者，就算每日喝下超過五杯的咖啡，也不會減少罹患阿茲海默症或巴金森氏症的風險。

每個人對於咖啡的反應也不盡相同。有些人體內的酶比其他人都活躍，而這正是會分解咖啡因的其中一項物質，所以有這樣體質的人每天能夠承受的咖啡因量比一般人來得高。要透過喝咖啡達到大腦抗氧化的目的，一天至少需要一到五杯的咖啡量；然而如果人體每天攝取超過一公升的咖啡時，健康便會亮起紅燈。手沖的無糖黑咖啡是多種咖啡中對身體健康最好的一種。

第44個建議

# 認識作為防護罩的植物纖維

植物纖維在德國曾有個不怎麼好聽的名字，這個名字源於古老的時代，當時人們尚未發現植物纖維在腸道中的功用，當時的人們只知道它不能被消化。的確，植物纖維並不能提供身體任何的養分，然而它卻是維持腸道微生物群系健康所需的基本元素。腸道微生物群系是否健康對整個人體的健康狀態至關重要，這當然也包含了大腦。

來自美國的研究學者認為，人若在飲食中攝取足夠的植物纖維可以有效預防腦神經衰退的疾病，像是阿茲海默症以及巴金森氏症。即便已經罹患上述腦神經衰退的相關疾病，也能大幅改善這些疾病的症狀。富含植物纖維的食物有蔬菜、堅果、芝麻、有莢類的果實和水果。

人體的腸道內有一種特殊的腸道菌，它能從植物纖維中製造出丁酸鹽。丁酸鹽是一個神奇的東西，它會在人類的腸道內滋養並餵食對腸道有益的好菌。腸道裡如果有越多好菌，人體當然就越健康。丁酸鹽並不只是待在腸道裡而已，它會四處遊走，也會到大腦裡去。大腦裡的丁酸鹽能以許多不同方式對大腦產生益處，例如能影響大腦細胞內的基因甲基化，因此改變基因活動轉而打開健康的基因。即便已經罹患相關疾病，如亨丁頓舞蹈症、巴金森氏症或是阿茲海默症，丁酸鹽都能發揮一定的效用，防治更多的腦細胞死亡。丁酸鹽同時在生產粒線體的過程中扮演重要的角色，如果腦內有充足的丁酸鹽，那麼粒線體不僅在形成的時候能直接從丁酸鹽的分子取得能量，還能增加粒線體的形成數量。幾乎所有慢性腦部疾病都和粒線體失能都脫不了關係，所以丁酸鹽能有效阻止這個情況，幫助粒線體回歸正常。發炎反應也是慢性疾病常見的成因，許多研究皆已證實，當體內的丁酸鹽濃度提高時，發炎反應便會隨之緩和。[59]紅蘿蔔、彩椒、花椰菜、覆盆子與杏仁果這類的蔬果能夠發揮非常好的效果，尤其是有機種植的蔬果會有比較好的營養品質。

天然的雜糧穀物也有許多的植物纖維，例如全麥麵包就含有相當多的雜糧穀物，但是精製麵粉做成的白麵包中的營養素含量幾乎為零。不過雜糧麵包雖然富含雜糧穀物能提供相當不錯的植物纖維，但是麵包體含有大量的碳水化合物，因此還是建議從蔬菜水果、堅果與芝麻類來攝取植物纖維較佳。

## 富含植物纖維的食品

植物纖維 每一百公克

| 蔬菜類 | | 水果與莓果類 | |
|---|---|---|---|
| 白花椰菜 | 2.9公克 | 蘋果 | 2公克 |
| 青花椰菜 | 2.7公克 | 梨子 | 2.8公克 |
| 大白菜 | 2.9公克 | 李子 | 1公克 |
| 南瓜 | 2.2公克 | 紅醋栗 | 3.5公克 |
| 番茄 | 1.3公克 | 蔓越梅 | 4.7公克 |
| 彩椒 | 3.6公克 | 櫻桃 | 1.9公克 |
| 櫛瓜 | 1.2公克 | | |
| 蘑菇 | 3.1公克 | **莢類果實** | |
| 甜菜頭 | 2.4公克 | 紅扁豆 | 12.5公克 |
| 芥蘭頭 | 1.5公克 | 白扁豆 | 7.5公克 |
| 葉片類青菜 | 1.6公克 | 青豆 | 3.4公克 |
| 黃瓜 | 0.7公克 | | |

| 堅果與芝麻類 | | | |
|---|---|---|---|
| 杏仁果 | 11.4 公克 | | |
| 葵花籽 | 5.8 公克 | | |
| 亞麻籽 | 35 公克 | | |
| 核桃 | 6.2 公克 | | |
| 南瓜籽 | 8.7 公克 | | |

‧‧‧自我診斷‧‧‧

## 我攝取的植物纖維足夠嗎？

| | |
|---|---|
| 我每日飲食中的最大部分是蔬菜。 | 是／否 |
| 我每天都會吃一點當地當季盛產的水果。 | 是／否 |
| 我每天都會吃一點堅果和芝麻。 | 是／否 |

做完上面的自我診斷，如果你勾選「否」的次數越多，越有可能代表你攝取的植物纖維量不足。

第 45 個建議

# 認識錳，不要太多也不要太少

錳是免疫系統所需的基本元素，也是大腦生成重要抗氧化劑的元素之一。它對身體健康很重要，但今日的大眾飲食中卻很少有。特別是習慣吃精製麵粉麵包、高含糖量食物還有喝許多啤酒的人，錳不足的情況更是嚴重。身體缺乏錳受到最大損害的是大腦。心理壓力也會大幅提升大腦對錳的需求，如果沒有及時補充錳，馬上就會出現不足的情況。錳是酶的重要組成元素之一，酶主要的功能是大幅降低腦內自由基的攻擊性。人體內大部分的酶都存於腦細胞內，若是缺乏錳，腦細胞內的活性氧自由基濃度會立刻提升高，自由基便會攻擊大腦腦細胞，因此罹患巴金森氏症與阿茲海默症的風險便提高了許多。

此外，錳還能幫助擴張血管，讓血管能因此通過更多血液輸送到大腦。換句話說，錳的存在可以提高大腦細胞的養分與氧氣供給，這些功效能全面提升大腦的健康狀況。中風的成因是大腦內的血流被干擾與阻礙，而多數的中風發作都和大腦裡錳的濃度有關。當腦內的血管已經相當狹窄，此時又恰好遇到一個透過血液流進大腦的血塊要經過這個窄口，這時便有可能會中風。同樣地，癲癇患者腦內的錳濃度也經常有被測出過低的情形，不過癲癇發作與錳的關聯性目前尚未有更進一步的科學解釋。

要注意的是，攝取過多的錳同樣會對大腦造成傷害。過量的錳會在大腦內形成類似巴金森氏症的病徵，高風險的族群多是金屬冶煉廠、大型工廠、金屬工業與錳加工相關產業的工作人員，他們大多在錳含量相當高的粉塵或蒸汽環境中工作而吸入大量的錳。即便不是上述情況，長年將錳元素當成營養補給品攝取的人，攝取過多也會造成身體的負擔過重；有時地區性飲用水含有大量的錳也是造成錳攝取過量的原因。此外，過量的錳對有慢性肝臟疾病的人會造成危險，他們身體的膽汁無法有效排出身體代謝錳之後的廢棄物質，這些礦物質會因此堆積在體內。此外，當攝取的飲食大量缺乏鐵的時候，也會造成身體錳濃度過剩，因為腸道細胞吸收不到鐵時，會吸收大量的錳來替代。

一般情況之下，錳不足的情形會比錳過剩的機率高上許多。如果你想了解自己體內的錳濃度，可以定期檢查身體的錳濃度。

綠色葉菜類、莢類果實如紅扁豆、青豆與其他堅果都是富含有礦物質錳的食物。你有規律攝取這些蔬菜嗎？肉類食品、牛奶類加工製品以及其他動物性食物來源所含的錳元素相當稀少，如果想獲取足夠的錳，就請你多吃蔬菜與堅果吧。

**實用建議：檢測體內的錳濃度**

- 錳在血液中的建議標準濃度為八．三至十五微克／公升（全血）。
- 每日補充攝取劑量：一．五到十毫克。
- 請定時（每年）諮詢專業醫生，並檢測血液內的錳濃度。

第46個建議

# 認識基礎的兩個元素：維他命D與維他命$K_2$

在嬰兒剛出生的前幾個月，維他命D對於健康大腦的發育有著無可比擬的重要性。在嬰兒慢慢長大成人的過程中，這個陽光維他命能夠抑制大腦內部的發炎反應、消滅細菌膜，並且維持大腦內的鈣離子數量不至於失衡。維他命D對大腦的重要性不言可喻，然而維他命D缺乏卻是相當普遍的現象。

未出生的胎兒、嬰兒與幼童的腦部發育都相當仰賴維他命D的幫助，若是缺乏會出現幼兒學習遲緩與行為發展遲緩的問題。相關研究資料顯示，缺乏維他命D和兒童注意力不足過動症、幼兒早期自閉症、思覺失調症等相關的行為發展問題有一定程度的關聯。維他命D不只能有效矯正幼童的行為問題，也能在成人發揮同樣的功能。充足的維他命D能協助成人以更理性與深思熟慮的行為，來處理棘手的困難問題。

維他命D會影響大腦內的神經傳導物質，例如麩醯胺酸、正腎上腺素、多巴胺以及血清素，它們會因為缺乏足夠的維他命而平衡，最終導致無法正常運作。舉例來說，巴金森氏症患者便是常態性多巴胺濃度不足的族群，因為他們腦內許多負責製造多巴胺的腦細胞都已經死亡。高濃度的維他命D補充劑可以減緩這個問題，它能鼓吹大腦內還殘存的腦細胞努力增產多巴胺。因此巴金森氏症患者最好定期檢測自己血液中的維他命D數值，並注意自己是否補足了缺少的劑量。維他命D也能對憂鬱症發揮一定程度的改善作用。一方面它可以增加血清素合成的效率，提升病患的正面情緒；另一方面能和其他大腦內的物質合作，有效阻止鈣離子流入大腦的腦神經細胞。多數憂鬱症患者的大腦內部都顯示出比常人更高的鈣離子濃度，同樣的情況也發生在多發性硬化症患者身上，因此維他命D對於上述的疾病都能發揮一定的療效。除此之外，維他命D也能防止細菌膜的生成，細菌膜也是典型阿茲海默與及其他大腦神經衰退病症的病源，維他命D能有效預防這類對大腦細胞有害的沉積產生。這個維他命還有更多益處，它能促進腦神經元的增生與其他腦神經元的相互連結，好讓腦內資訊的交換與思考更加敏捷。因為足夠的維他命D能讓大腦內的神經生長因子倍數增長，而生長因子會促進腦神經元增生，並且讓現存的腦神經元保持健康。[60]

維他命D是人體能自行合成的營養素，前提是人體必須曬到足夠的陽光。在現代人生活的環境之中，幾乎沒有人能辦到，許多人每天在辦公室內度過大多數的日照時光，下班後又直接進入室內健身房，接下來開著車回家。更別提德國大多數地區的冬天實在太長，日照時光實在太短了啊！這就是為什麼幾乎每個德國人都有缺乏維他命D的症狀。

通常醫生會建議補充維他命D的時候一併補充維他命$K_2$，因為維他命D與維他命$K_2$兩者能互相幫助發揮效用，尤其在對抗鈣離子侵入腦細胞這點上合作無間。維他命D能控制腸道吸收多少的鈣離子，而維他命$K_2$則負責確保所有腸道吸收的鈣都被鎖進骨骼內。反過來看，若人體只有提高攝取維他命D卻沒有同時補充維他命$K_2$，很有可能發生身體大量攝取鈣的情況，卻因為缺乏維他命$K_2$而殘留多餘的鈣在細胞內，進而形成動脈粥樣硬化，這會大幅提高中風的風險。

維他命$K_2$除了確保鈣能全數保留在骨骼內之外，它特別有益於腦神經元薄膜，並且也是大腦許多生產運作不可或缺的元素之一。維他命$K_2$能以不同的分子形式參與大腦的運作流程，其中人體最為廣泛接受的是MK-7型態。常見的動物性食物來源中最常出現的維他命$K_2$是MK-4型態，這個型態對大腦最重要；而多數植物性食物中則含有維他命$K_1$，維他命$K_1$僅有少部分元素能在人體內轉換為MK-4型態。然而這樣的ＭＫ-４攝取方式並不足以覆蓋身體與大腦所需的用量，因此可以多攝取發酵過後的豆類製品來改善這項營養素轉換的效率。

### ●●●自我診斷●●●

## 我的身體是否缺乏維他命Ｄ？

| | |
|---|---|
| 我在秋季與冬季有憂鬱的傾向。 | 是／否 |
| 我的記憶力變差或是思考地相當緩慢。 | 是／否 |
| 我的肌肉經常酸痛並且無力。 | 是／否 |
| 我的骨骼敏感，容易感覺到痠痛。請壓壓看你的脛骨，如果感到疼痛就是維他命Ｄ缺乏的徵兆。 | 是／否 |
| 我的工作環境在室內。 | 是／否 |
| 我避免曝曬在陽光之下。 | 是／否 |
| 我會用防曬乳。 | 是／否 |
| 我住在比哥廷根更北部的地區。 | 是／否 |

| | |
|---|---|
| 我從來不吃魚油豐富的魚類，例如鯖魚、鯡魚、沙丁魚。 | 是／否 |
| 我有骨質疏鬆症。 | 是／否 |
| 我曾經有過兩次以上的骨折意外。 | 是／否 |
| 我有自體免疫性疾病。 | 是／否 |
| 我有關炎症。 | 是／否 |
| 我經常感冒。 | 是／否 |
| 我有攝護腺癌。 | 是／否 |

做完上面的自我診斷，如果你勾選「是」的次數越多，越有可能代表你攝取的維他命D量不足。[61]

## 實用建議：檢測體內的維他命D（25-羥基維生素$D_3$形式）濃度

- 維他命D在血液中的建議標準濃度為四十到八十奈克毫升。
- 理想的血液值，特別是對自體免疫失調症患者而言，應該介於七十到一百奈克／毫升之間。
- 低於三十奈克／毫升的維他命D濃度為危險且有風險憂慮的數值。
- 如果你有維他命D缺乏的現象，請每日補充七千到九千國際單位的維他命D劑量，並請同時攝取一百五到兩百微克的維他命$K_2$。
- 不論是冬天或夏天，請每日補充六千到九千國際單位劑量的維他命D，以維持血液內正常的維他命D濃度。
- 每年規律地進行兩次維他命D濃度檢查，以避免攝取過量的維他命D。

第47個建議

# 認識礦物質硒，它是維持大腦健康的必需品

硒是維持免疫系統運作的基礎營養元素，並且能減緩大腦內的發炎反應。人類大腦的記憶力與思考能力和硒元素息息相關，兩者的關係就如同運動神經和肢體協調一樣。這個礦物質更是合成腦神經傳導物質的必要元素與維持大腦健康的重要元素之一，它能夠保護大腦、預防阿茲海默症、巴金森氏症、癲癇與憂鬱症。

紐西蘭的科學家針對九百七十八位年輕成人進行了相關的實驗，藉由問卷調查這批受試者罹患憂鬱症的可能性，此外所有參與問卷調查的受試者也接受了血液中硒濃度的檢測。研究結果顯示，受試者中血液含硒濃度最低的年輕成人罹患憂鬱症的可能性最高，血液中含硒濃度過高的受試者罹患憂鬱症的可能性，與常人相比也微幅偏高。總體而言，硒濃度過低對情緒帶來的負面影響大過於硒濃度過高造成的影響。紐西蘭學者進行此研究的原因是，紐西蘭農地所含的硒元素相當貧乏，因此造成農地生

產的蔬果、養殖的雞蛋與家禽肉類、牛羊牲口都缺少硒。[62] 除了紐西蘭農地有此問題之外，歐洲多數的耕地亦然。只攝取該地區所產的農作物與肉類的人，便無法獲得足夠的礦物質營養。換句話說，這導致了幾乎每個德國人都有硒缺乏的情況，然而卻沒什麼人察覺到這個問題，畢竟這項礦物質並不是例行健康檢查會顯示的數據。如果你未來進行了血液中硒濃度的檢查，拿到報告後請詳閱實驗室參照的標準值。然而，德國這項參考標準值並不可信，因為一般參考值是以相對健康的受試者血液檢查結果平均作為基準，既然德國國民普遍有硒缺乏的問題，這個方法獲得的平均值自然偏低，甚至大幅低過其他非歐洲國家的標準值。若是參考世界衛生組織的數據就會發現其建議的標準值相比德國高出不少，這很令人遺憾，畢竟硒是維持大腦健康相當基礎的元素。

穀胱甘肽的製造過程中也會使用到硒元素，它是大腦中相當重要的抗氧化作用元素之一。低迷的穀胱甘肽值通常會伴隨出現阿茲海默症以及巴金森氏症的病徵，即便已經罹患上述疾病，硒仍舊可以發揮一定的改善作用。這是許多研究證實的結果，癲癇患者補充硒同樣也能減緩一定程度的症狀。

硒甚至有安撫的功能，它一方面能促進合成有鎮定效用的重要神經傳導物質γ-氨基丁酸，一些細胞能更有效率地進行合成更多；若是缺乏硒，部分神經傳導物質的功能會直接停止。另一方面，硒能抑制生產麩胺酸基的腦細胞活動，麩胺酸基相當活躍。阿茲海默症與巴金森氏症的典型病因通常是因為生產麩胺酸基的腦細胞過度亢奮，硒能夠使這些腦神經穩定下來，恢復應有的生產規律。

硒同時能保護大腦免受有毒物質或是自由基的侵擾。充足的硒能讓生產多巴胺的腦神經細胞更健康、更有抵抗力，因此能有效對抗自由基的攻擊；相反地，若是缺乏硒則會讓自由基的攻擊顯得更有力。硒可以說是維持大腦健康的必要礦物質。然而也要斟酌攝取，因為過量的硒亦會損害健康。

### 實用建議：攝取正確劑量的硒

過少或過多的硒都有害身體健康，所以請你規律檢測血液中的硒濃度。

- 砷在血液中的建議標準濃度為一百五十到兩百微克／公升（根據世界衛生組織建議）。
- 如有缺乏硒的狀況，建議每日補充劑量為五十到兩百微克。

第48個建議

# 認識維持生命所需的精胺酸

精胺酸同樣萬能，它能減緩大腦的發炎反應、擴張並強化血管、直接替代神經傳導物質來幫助大腦，並且保護腦神經元。精胺酸屬於非必需胺基酸，它廣泛存在於自然界中，身體也可以自行合成，然而在特定情況下它也會成為必需胺基酸。我的意思是，雖然人體可以自行合成，然而人體自身的產量經常不敷使用，以至於必須透過飲食來補充攝取。我經常在測量病人血液值時發現他們的精胺酸值過低，這會造成許多健康問題，畢竟精胺酸能夠預防許多腦神經疾病，例如憂鬱症、思覺失調症或是阿茲海默症。

當大腦缺乏足夠的精胺酸時，會產生睡眠障礙、壓力或是恐懼。這些症狀很少單一出現，通常是一起併發；若是大腦的精胺酸充足，皮質醇濃度會降低，壓力於是減少。許多研究資料指出，精胺酸有助於降低人類的恐懼與憂慮，尤其是同時攝取精胺酸與離胺酸時效果更佳。一般有憂鬱症或有憂鬱傾向的病人，其血液值裡也會顯示缺乏精胺酸。

精胺酸是一氧化氮的前導物質。一氧化氮對人體有什麼好處呢？它能擴張血管，因此可以增加流入大腦的血液量以預防中風發作。一氧化氮就如同精胺酸，能夠直接當作類神經傳導物質使用，因此對神經傳導物的活動有一定的影響力。一氧化氮會促進麩胺酸基活化，因而強化大腦的思考與記憶力。許多阿茲海默症患者的大腦都測出精胺酸與麩胺酸基濃度偏低的狀況，因此科學家推測，健忘與記憶力減退的成因除了腦神經元凋零之外，缺乏精胺酸、一氧化氮與麩胺酸基也是可能的成因之一。

精胺酸與一氧化氮能保護腦神經元免於死亡，在精胺酸充足的情況下能延長腦神經元的壽命，並且更易於增生新的腦神經元、加強與其他腦神經元的連結。身為胺基酸一員的精胺酸不但能促進腦神經細胞的形成，更能刺激其生長因子的分泌。

早在一九九〇年代，科學界早已廣泛認知到，血液中過低濃度的精胺酸會增加大腦發炎的機率。大腦缺乏這項胺基酸時，免疫系統便會釋放出引起發炎反應的訊息傳導物質，也就是細胞激素以及吞噬細胞。反之，高濃度的精胺酸則能夠抑制發炎發生，促進發炎反應的細胞激素、吞噬細胞與其餘傳達開啟發炎反應的訊息傳導物質數量都會因此降低。[63] 除此之外，精胺酸還有抗氧化的功能。當精胺酸忙著削弱自由基的活性時，也額外幫助了大腦減緩發炎反應，實在一舉數得。

然而大腦的健康並非只靠精胺酸就能產生奇蹟般的改善。要完全消除腦內的發炎反應，除了攝取足夠的精胺酸之外，更應該盡量實踐零碳水化合物飲食、保持運動習慣和輕鬆愉悅的思考方式。此外更重要的是，必須攝取維持大腦健康地基礎四十七種基本營養素，因為它們無法單獨發揮完全的效用，必須合作才能保持大腦的健康運作。只要缺乏其中一個，大腦的循環代謝就無法維持平衡。在特殊的情況下，如果大腦只供給精胺酸，反而會使之變成有害大腦的物質。這種特殊情況會使大腦從精胺酸之中，製造出一種特定的一氧化氮變型體（iNO），它會導致亞硝化壓力並因此傷害腦神經元。不過只要大腦內的各項基本營養素都充足，大部分的循環代謝都能夠自主回復到平衡狀態，不會再產生一氧化氮的變型體。[64]

# 第49個建議

## 保護大腦的酮體

當身體處在生酮狀態時，便不會以碳水化合物來製造能量，而是會消耗脂肪來製造身體所需的能量。現今已經有許多科學研究證明，人體多項循環功能在生酮狀態時運作得比平常更好、更有效率。粒線體重新回到平衡狀態，大腦發炎反應也消失了，就連血糖降低回到正常值。零碳水化合物的飲食規則就是帶領身體進入生酮狀態的直接途徑，這條簡單的規則就是每日攝取的碳水化合物數量維持在五十公克以下！除了這個規則之外，人體必須攝取大量的油脂。這樣的飲食方式就稱作生酮飲食減肥法。

酮體能為大腦帶來許多前所未見的健康益處：

- 當粒線體取得的原料是酮體而不再是葡萄糖時，便能製造更多的三磷酸腺苷，亦即能量分子。

- 以酮體作為製造能量得原料時，會大幅減少平常生產時的副產品自由基，也因此能有效降低大腦內的發炎反應。
- 酮體能增加血液的輸送量，這對於人體在夜間的休息相當重要。當人體攝取碳水化合物為主要飲食時，夜間的睡眠狀態經常無法供應大腦足夠的氧氣。採取生酮飲食就不會有這個問題。
- 酮體是大腦內形成膽固醇與髓鞘的基本前導物質。髓鞘能夠形成保護層來保護神經纖維不受侵害，膽固醇則是形成黃體酮相當必要的元素。黃體酮為性荷爾蒙的一種，能夠增進大腦的神經元連結增生，增加大腦對抗壓力、恐懼與憂鬱症的能力，同時也能提高大腦的思考能力並減低發炎反應。
- 酮體（特別是β-羥基丁酸，亦稱ＢＨＢ）能夠有效阻止傳遞發炎反應的訊息傳導物質（細胞激素）的活動力。
- 酮體也會影響所謂的ＦＯＸＯ訊號網絡。它會啟動基因因子以增加產生有抗氧化壓力效果的酶，例如超氧化物歧化酶、穀胱甘肽以及觸酶等等。這些酶能有效抑制大腦的發炎反應症狀。
- 此外，酮體能提高腦源性神經營養因子的生產，因此能夠促進腦神經元的新生與神經末梢突觸的增生。突觸是傳遞神經動作電位相當重要的細胞。

- 酮體能夠促進大腦內的麩醯胺酸轉化成有鎮定作用的γ-氨基丁酸。

突然改變一向以碳水化合物為主的進食習慣轉而採用生酮飲食，可能會造成身體的許多不適，但是也可能不會。身體的循環代謝需要幾天甚至幾週的時間來生產身體進入生酮狀態所需的酶，在這段身體適應的時間之內，你會感受到情緒不穩與巨大的疲勞。

當人體處在生酮狀態之下，會經歷下列幾個明顯的改變：

- 體重下降
- 專注力明顯提升
- 食欲下降

在身體轉換成生酮狀態時也可能同時產生消化道的不舒服，常見的徵狀是便祕或腹瀉，這是因為體內的腸道細菌群必須重新適應全新的飲食成分。每個人在轉換期的狀況與不適感的時間長度都不盡相同，有些人只花了相當短的時間就立刻進入生酮狀態，但有些人則需要更久一點的時間。有少部分的人單是改變飲食習慣還不足以達到生酮狀態，需要以運動來輔助才能夠成功轉換。無論如何，最簡單的標準規則就是每天不攝取超過五十公克的碳水化合物。有些人即使攝取了稍微超標的碳水化合物，依舊能夠進入生酮狀態，但也有人需要控制自己體內在更低的標準才能夠一直維持在生酮狀態。

然而這些努力都是值得的！因為進入生酮狀態的生活品質將會提升許多倍。你會擁有更多的能量與動力，可以每天規律地早起，並且期待展開每一天。你的工作效率會變得更好、更高、更快，專注力更加持久，工作因此變得充滿樂趣，而不再只是必須面對的挑戰。擁有更多動力與能量的你，也會因此有更好的心情。因為明顯比較少感到飢餓，進食的欲望也隨之減低，伴隨而來的是一股自由感。你將會蛻變成一個全新的自己。

## 實用建議：大口享受生酮飲食

- 摒棄所有的麵包、麵條、披薩、蛋糕、甜食、米、馬鈴薯與糖。
- 攝取油脂充分的肉類，例如牛排、羊肉、野豬肉、鴨肉或是鵝肉。
- 攝取油脂充分的魚類，例如鮭魚、鱒魚或是大西洋鯖魚。
- 吃雞蛋。
- 把堅果與植物果實類當成零食，例如核桃、杏仁果、南瓜籽、亞麻籽。
- 奶油、橄欖油和椰子油也能夠幫助酮體形成。

第50個建議

# 認識穀胱甘肽，它是你身體自產的超級英雄

穀胱甘肽是身體裡最強的抗氧化劑，它能夠保護腦神經元並且有效維護大腦健康。所有的大腦細胞都能夠製造穀胱甘肽，前提是擁有足夠的生產原料、製造工具與產線員工。最主要的生產原料莫過於各類胺基酸，製造工具就是各種礦物質和維他命元素，而產線員工當然就是特定的酶。

穀胱甘肽由三種不同的胺基酸組合而成：麩胺酸、半胱胺酸以及甘胺酸。穀胱甘肽能夠攔截到處攻擊的自由基，因此能保護腦細胞膜與其他腦神經組織。當大腦內的酶和其他的蛋白質組織遭受自由基攻擊時，會改變這些神經組織的構造與型態，使其無法發揮應有的功能或者僅能勉強維持殘存功能的運作，這會讓許多運作流程大亂並導致發炎反應，如果有穀胱甘肽便能發揮保護的功效。而維他命C是身體自產英雄的得力助手，它能協助穀胱甘肽發揮更大的效用。穀胱甘肽對大腦的好處可不只這些，

在它充足的情況下，腦神經元與神經膠質細胞會釋放出更多有鎮靜效果的γ-氨基丁酸。穀胱甘肽絕對是讓大腦保持健康的最重要營養素，但是普遍大眾的腦內都相當缺乏這個超級抗氧化劑，原因是現代人的飲食習慣造成的營養缺口、工業化造成的環境毒素以及生活中各式的壓力。

現在市面上可以買得到穀胱甘肽的營養補充品，可是目前無法證實這樣攝取的穀胱甘肽一定能夠進入大腦，這種形態的穀胱甘肽進入人體後很可能在腸道內就直接被分解了。因為，既然人體能夠自行產生抗氧化劑，那麼當然會在出現生產原料和製造工具的時候，為了之後的合成工作而自動吸收它們。生產原料主要就是麩胺酸、半胱胺酸以及甘胺酸，這三種胺基酸多數存於動物性食品中。其中品質最佳的胺基酸是乳清蛋白，目前市售的乳清蛋白產品常以英文名稱「Whey Protein」標註。

為了順利從這三種胺基中產生出穀胱甘肽，身體需要特殊的酶，也就是產線員工。其中一種酶（麩胱肽合成酶）需要充足的鎂才能順利進行它的工作，鎂就如同它的工具，身體若是缺乏便會以錳來替代。然而，現代人普遍缺乏鎂，更糟的是，多數人體內也沒有足夠的錳。這導致缺乏鎂的人，通常也缺乏超級抗氧化英雄穀胱甘肽。

維他命D是生產穀胱甘肽的絕佳催化劑，當體內有充足的維他命D時，大腦可以產出比生產原料更多的穀胱甘肽。遺憾的是，現代人同樣普遍缺乏維他命D。此外，大腦有充足的鈉離子也能生產出更多的穀胱甘肽，因此煮飯時請不要吝嗇撒點鹽巴！因為食用鹽能增加抗氧化劑的產量。

### 實用建議：增加穀胱甘肽的產量

攝取下列營養素，讓身體的穀胱甘肽產能立刻提升：

- 維他命C。相關資訊參閱第三十八個建議。
- 乳清蛋白。相關資訊請依據食品製造商的產品說明適量補充。
- 維他命$B_6$。相關資訊請參閱第二十九個建議。
- 維他命$B_{12}$。相關資訊請參閱第二十九個建議。
- 礦物質鎂。相關資訊請參閱第三十九個建議。
- 礦物質錳。相關資訊請參閱第四十五個建議。
- 維他命D。相關資訊請參閱第四十六個建議。

## 第51個建議

# 認識水，它是所有生命的基礎

人體大部分的組成即是水，每個細胞裡都充滿了水，就連細胞與細胞之間亦然。多數的循環代謝也在水中進行，運輸養分時需要水，排放老廢物質時也需要水。多數的慢性疾病如糖尿病、多發性硬化症、阿茲海默症等病症，同時都會有脫水的症狀。在大多數的病例裡，身體含水量也被列為疾病形成的原因之一。根據統計，德國境內約有百分之五十的成年人有慢性脫水的困擾。

只要身體的含水量下降一個百分點，許多器官就會受到波及而功能下降，大腦也不例外，缺水會降低大腦的認知能力。在一項調查車禍成因的研究中指出，身體缺水的駕駛因判斷力下降而忽視錯誤的程度，和飲用微量酒精後的駕駛無異。[65]身體含水量下降還會引起恐慌、憂慮、暴怒、情緒激動、攻擊以及種種負面情緒，最後導致憂鬱症。這些症狀不分年齡都一樣。身體缺水的問題在兒童的年齡層更為嚴重，因為這個時期的身體對於口渴的感覺尚未發展完畢，他們無法察覺自己的身體正處於缺水的狀態。根據英國飲水協會（Natural Hydration Councils）於二〇一二年的研究數據顯示，充分飲水而身體含水量充足的兒童，其身心情緒較為穩定，甚至連學業成績都相對出色。年紀稍長的成人若身體有缺水的現象，則會引起類似失智的症狀。

值得注意的是，當人有意識地感覺口渴時，其實身體在此時已經流失了一至兩個百分點的水量。因此，為了避免身體處於缺水狀態而不自覺，最好保持規律飲水的習慣，即便當下並不覺得口渴。運動員與從事體力勞動工作的人更應該隨時為自己補充水份。導致身體慢性脫水的成因有許多，下列為常見的原因：

- 飲酒
- 壓力
- 飲用過量咖啡
- 慢性腹瀉
- 麩質不耐症
- 病毒感染

- 抗組織胺藥品或利尿劑
- 飲水過少
- 食用蔬菜不足——蔬菜含水成分多，黃瓜的組成有百分之九十六是水

人體每天需要飲用定量的水分以保持身體健康，喝水量根據體重計算，每日每公斤需攝取三十到四十毫升的水量。身體補充這個標準的水量可以提升將近百分之三十的自體循環代謝率，能量代謝也會提高，工作效率隨之提升。此外，人體在飲水足夠的時候也比較不容易感到飢餓，換句話說，喝水還能幫助減重。喝水的好處多多，能減輕身體疼痛、幫助血管擴張、降低血壓。

## •••自我診斷•••

### 我有補充足夠水分嗎？

| | |
|---|---|
| 我時常感到疲憊。 | 是／否 |
| 我時常感到頭暈。 | 是／否 |
| 我常常無法集中注意力專心做事。 | 是／否 |
| 我的四肢、腳掌、腿、手臂以及（或是）臉經常水腫。 | 是／否 |
| 我有類風濕性關節炎。 | 是／否 |
| 我有消化道疾病。 | 是／否 |
| 我的皮膚總是很乾。 | 是／否 |
| 我的肌肉常常抽筋。 | 是／否 |
| 我有口臭的問題。 | 是／否 |
| 我時常感到頭痛。 | 是／否 |
| 我的下半背部時常感到疼痛。 | 是／否 |
| 我深受情緒不穩定所苦。 | 是／否 |

| | |
|---|---|
| 我時常感到四肢疼痛。 | 是／否 |
| 我有纖維肌痛。 | 是／否 |
| 我有偏頭痛的毛病。 | 是／否 |
| 我有掉頭皮屑的問題。 | 是／否 |
| 我有腎結石。 | 是／否 |
| 我的排尿呈現深黃色。 | 是／否 |
| 我有失智症。 | 是／否 |

做完上面的自我診斷，如果你勾選「是」的次數越多，代表你的身體有慢性脫水問題的可能性越高。

第52個建議

# 了解你的大腦為何熱愛新鮮空氣

空氣是除了食物以及水分之外，第三個維持人體生命的要素，大腦細胞只要缺氧氣幾分鐘就會開始受損。然而空氣並非都相同，為了你的健康著想，你需要新鮮、乾淨的空氣以及深呼吸的能力。

我們每天吸入的工廠與汽車排放廢氣，會弱化並傷害人體的免疫系統。根據德國一份交通狀況的研究報告顯示，光在二〇一五年這一年內，德國境內便有一萬三千人的死因與交通廢氣所含的臭氧及空氣懸浮粒子相關。除了街道上的空氣並不健康之外，多數辦公室、學校、講堂的空氣也令人難以恭維。因為這些空間都鋪設了大量的地毯、設置了許多辦公傢俱，當然也充滿了許多殘留清潔劑，從這些聚酯材料的地毯與傢俱中所散發出的氣味混合著清潔劑，讓空氣不再新鮮。而且過多的人集中待在同一個密閉空間裡，也讓空氣中的氧氣量不足；不然就是室內空氣裡時常充滿著病毒與細菌，因為同一個密閉空間中有人生病。我們的免疫系統因此無聲地抗議著。

多數西方人每天有百分之九十的時間是在室內密閉空間度過。因此室內空氣新鮮與否、是否充滿足夠氧氣量，對這些人特別重要。室內環境最好每日都定時開窗通風。空氣清淨機也是個絕佳的選項，它能夠持續過濾室內的空氣並且偵測空氣是否完全乾淨，它還可以節省能源，不需要在過濾更新空氣時加倍運轉。所以即便是老舊的大樓，也能以安裝空氣清淨機來達到改善室內空氣的目的。

美國哈佛大學的研究也證實，新鮮空氣能改善大腦的思考效率與決策能力。這項研究徵求了二十四名受試者，測驗他們的大腦認知思考能力是否會在通風度不同的環境下有任何改變。受試者必須在不同空氣品質中的辦公室連續工作六天，測試期間的受試者不會被告知當下環境的空氣品質。典型的辦公室空氣品質大約每立方公尺就有五百微克的生物組織碎屑懸浮物質。這些物質通常為甲醛、乙烯或是丙酮，大量存在辦公室裝潢的地板、牆壁油漆、布料、傢俱以及清潔用品和化學空氣清新劑中。在室內辦公環境中的人體換氣率折算下來，只剩每分鐘〇．五六平方公尺。另一個在有機綠建築中的辦公室，其空氣品質大約是每立方體含有五十微克的生物組織碎屑懸浮物質，人體換氣率如上不變。第三個是人為刻意打造的辦公環境，室內的空氣品質如同上述有機綠建築物裡的辦公室空氣品質，只有少少的五十微克懸浮物質。該空間額外配備一台空氣清淨機，其過濾空氣的速率為每人每分鐘一平方公尺。每天工作結束之後，研究者會以問卷記錄受試者的感受，問題包含思考能力、工作能力以及決策能力。問卷結果顯示，良好的空氣品質對於大腦認知能力有著明顯的影響。待在有機綠建築辦公室工作的受試者，他們的工作效率大幅提升百分之六十一。當受試者處在由有空氣清淨機的仿有機綠建築辦公室中，工作效率甚至能夠達到百分之一百零一的提升。66

然而，室內空間的良好空氣品質不代表這些好空氣能順利進入人體細胞。你必須進行深層呼吸才能讓空氣進入你的體內，重點不只是吸入空氣，從體內深層呼出空氣同樣重要！多數人在呼吸時總是維持淺層平穩的呼吸，這樣並不足以讓全身達到換氣的效果，人體的每個細胞都因此感受到沉悶的缺氧感。想要進行深層呼吸的話，請專注在自己的吐氣上。在吐氣的同時，請放慢速度並同時倒數十秒，直到感覺完全釋放了肺部的空氣，再重新吸入新鮮的空氣。

新鮮的空氣能大量增加身體細胞裡的氧氣供給量。細胞有了新鮮的空氣便能加速身體的循環代謝率，進而大幅增加人體的能量。此外，深呼吸更能放鬆身體的肌肉，也因此能夠減緩體內的發炎反應。慢跑特別有助於人體自然地吸入大量新鮮空氣。

### 實用建議：請為自己呼吸新鮮的空氣

- 藉由定時通風或擺放足夠的空氣清淨機來確保自己的工作環境裡永遠有足夠的新鮮空氣。
- 居家生活的室內空間請盡量擺放充足的綠色盆栽，這些綠色植物能夠有效改善屋內空氣品質。
- 妥善利用午休時間，讓自己待在新鮮空氣充足的地方，放鬆身體深呼吸。
- 每天到大自然綠地中慢跑，公園或是自然森林都是理想的慢跑環境。
- 每隔一小時抽出時間來進行至少四次的深呼吸，盡量放慢吐氣的速度。

# 運動常保大腦健康

運動並不單單只是有趣的興趣，它更是你生命的保障。持續鍛鍊身體能促進大腦內腦神經元的新生，讓大腦更聰明、讓你更快樂，甚至能治癒大腦內的發炎反應、提高你的抗壓性，讓你擁有更好更深沉的睡眠品質。運動越勤，身體的狀態就越好。我想給每個想要永保健康以及恢復身體健康的人一句真心話：運動就是你每天最優先要做的事情，沒有什麼事情比運動更重要。

## 第53個建議

# 跑得越快，學得越好

學習不是小孩和大學生的專利，每一個成功人士的生命中都有終生學習的軌跡。但是如果人失去了記住新知識的能力，學習就變得一點也不有趣。實驗證明，跑得越快的人學習得更快、更好。

葡萄牙里斯本的研究學者和她的同事發現了運動與學習能力的關聯。在另一個完全無關的實驗中，老鼠必須學會一項新的技能好讓實驗得以進行下去，而研究學者無意間發現，如果先讓老鼠滾輪上跑幾圈，牠們學會這項技能的速度就變快了。更甚者，如果老鼠在滾輪上跑得越快，學會新技能的速度也就更快。在這項意外的發現被記錄下來之後，科學家們積極地想了解這之間的關聯。研究結果發現，小腦的腦神經元在跑步時相當活躍，這個狀態和小腦處於學習的狀況下非常相似[67]。

德國的科學家也發表了同樣的研究結果，實驗以小朋友學習字彙來進行。科學家讓小朋友在學習新字彙的同時，可以選擇要坐下來學、一邊走路一邊學或者是一邊騎腳踏車一邊學。實驗證實，在騎腳踏車時學習字彙的小朋友的學習速度，比坐著學習的小朋友快上許多。荷蘭的研究學者也做了類似的實驗，先讓學校的小朋友在上課前先進行二十分鐘的體育活動，之後再觀察小朋友的專注力狀態。結果顯示，小朋友的專注力更加持久，而且分心的次數大幅減少。除此之外，課前做了運動的小朋友的專注力也比沒有事先運動的小朋友更高。

在工作崗位上運動同樣能達到提高工作效率的結果。換句話說，請在選擇上下班路線時，盡可能選擇步行或騎腳踏車來通勤；在辦公大樓裡，能夠走樓梯就不要搭電梯，並且每隔一段時間起來走動去茶水間或是上廁所。如果可以的話，和同事邊散步邊進行討論，或是邊走動邊進行電話會議。盡量將運動加入工作環境中，這些改變能帶來更好的工作效率。

## 第54個建議

# 了解運動為何讓你更聰明

運動可以提升兒童、青少年與成人的學習能力，更可以預防老年癡呆。有運動習慣的人能輕鬆做出最佳決定，溝通能力也明顯比常人出色許多。這讓運動聽起來像是仙丹嗎？它的確是。

相關實驗中最不可思議的莫過於從一九九〇年開始在芝加哥內帕維市立高中進行的實驗。這所高中的學生每天的第一堂課就是體育課，自此學生的成績開始突飛猛進。如今這間學校擁有有許多健身中心，學校不只提供一般的體育項目，也提供流行的拳擊有氧、瑜珈和現代舞課程。校方更因此決定，所有學生都必須強制參加體育課。更甚者，針對某幾個科目有學習困難的學生，必須在上這些頭痛的學科之前，先去完成幾輪體能訓練。其背後的支撐原理是，大腦的神經傳導物質會在運動時大量釋出，它會幫助人體保持清醒與高度專注。除此之外，運動會刺激大腦的神經細胞生長並且促進神經細胞互相連結，這兩項恰好就是提高學習能力的先決條件。因為大腦在儲存新知時，最先做的動作就是讓神經細胞長出新連結。運動可以讓大腦自動加速生長的效率，並且大幅提高新連結產生的成功率。

運動不只對高中生、大學生的課業有幫助而已，它更是治療阿茲海默症的最佳處方。原因大同小異：透過持續運動加速神經細胞的生長與連結，人類的大腦會因此不停被刺激。所謂阿茲海默症便是和此相反的徵狀：患者的腦神經元逐步停止生長並開始死亡。

目前科學大致上已經能解答，為什麼運動能讓神經細胞重新生長並且開始新生連結。研究顯示，運動會刺激腦源性神經營養因子，這或許就是神經細胞新生最重要的因素。每當腦源性神經營養因子的濃度升高，神經細胞的樹突，也就是神經細胞的樹枝狀小手臂就會變長、變結實，然後倍數生成。如此一來，神經細胞互相連結的機會當然也會倍數增加。腦源性神經營養因子也會影響樹突，樹突正是兩個神經細胞的連接點，所以當腦源性神經營養因子充足時，樹突的工作效率也會更好，這對學習能力和記憶力是相當正向的助益。

除了上述所提，運動還會刺激另外一個生長因子，那就是血管內皮生長因子，這個因子會促進心血管的生長。有越多的新血管通過大腦，大腦就會獲得越多的氧氣與養分可以送往神經細胞，因此腦部的活動會大為增加。

最後一點，運動還會促進纖維母細胞的生長因子2號（FGF-2）。這個生長因子同樣會促成大腦細胞的生長，並且刺激大腦細胞的相互連結，此外也會增加樹突的工作效率。

值得一提的是，輕度運動或中度運動只能促進腦源性神經營養因子的生長。高強度的運動訓練（最大攝氧量高於65％）才能讓上述**全部三種**的生長因子都高速活動起來。

### 實用建議：如何鍛鍊身體讓自己變得更聰明

- 進行每週一次以上的慢跑、游泳或是騎腳踏車。
- 增強你的速度，直到你覺得正在做的運動真的讓你的身體很疲憊，並請持續這個運動強度一段時間再休息。

## 第55個建議

# 進行紓壓運動

慢性壓力最大的殺傷力，就是會長時間不斷提高皮質醇的濃度，這會導致災難後果，因為它是大腦最討厭的敵人。現代社會中，無論是家庭或工作都讓人應付不暇，不是每個人都有餘欲能夠減少開支來避免排山倒海的壓力。但是，運動是個隨手可得的解決方法，它能立刻發揮效用保護大腦免受壓力侵害。

或許有些人曾經聽過，運動會促進皮質醇分泌。既然如此，運動怎麼能在讓皮質醇增加的同時，又降低它的濃度呢？於是專家們提出了了皮質醇矛盾的結論。日本的研究學者首先發現，身體在強烈運動後產生的皮質醇濃度和身體處於時間壓力下產生的皮質醇濃度不同，這就解釋了為什麼高強度運動過後能夠改善大腦的智力和處理效率，但是工作壓力卻會讓大腦的記憶力衰退、認知辨識能力降低。科學家們認為，這中間的差異在於皮質醇對多巴胺合成的影響。運動產生的皮質醇能夠促進並刺激大腦產生更多多巴胺，高濃度的多巴胺反而能讓人變得更有行動力並且產生良好、愉悅的情緒，這些反應都會讓大腦更輕鬆。除此之外，大腦會逐漸產生一股自信，認為自己具備有應付所有挑戰的能力。反之，因工作壓力增加的皮質醇濃度不會影響多巴胺分泌。[68]更甚者，它會導致完全不同的後果：讓保護腦神經元的髓鞘層將變得更厚。這原本是件好事，但問題是在皮質醇影響下它會增厚到影響動作電位傳遞的程度！這種情況通常在憂鬱症患者、自殺傾向者、注意力不足過動症者、創傷後壓力症候群者以及其餘類似的腦部疾病中最常見。在長期工作壓力下產生的皮質醇更會進一步影響腦神經元的新生與連結，這也解釋了人的記憶力在長期工作壓力下會衰退的原因。[69]不過，現在你知道透過運動可以有效防止大腦受到這些不必要的損害。

運動能瞬間促進大腦分泌腦內啡。腦內啡是人類自體形成的鴉片肽，不僅能讓心情振奮、身心愉快，也會有放鬆、舒壓的感覺。人體在運動過後會自然產生一股自己做了有益身體健康的勞動正向感，這種良好的身體感受會正面提升了心理感受，相互作用之下，心情更加愉悅、壓力於是減少。此外，睡眠品質在運動過後變得更好了，這也有助於減低壓力。

世界衛生組織與其他許多醫療機構，例如享譽國際的梅奧醫學中心（Mayo-Klinik）

都建議一般人至少每週要進行一百五十分鐘以上的中強度運動，也就是每天約運動二十分鐘，或是進行每週七十五分鐘的高強度運動。瑞典和美國的研究學者先後對人類需要多少運動來維持最佳身心狀態進行了研究，試圖找出是否運動時間和人體狀態的關聯是越多越好，或是有無最佳值的存在。其中也包含了，多少強度以上的運動訓練會對人體產生傷害。研究學者們總共進行了六項實驗調查，總共包含了六十六萬一千一百三十七位的歐洲人以及美國人的運動紀錄。整份運動紀錄的平均時間為十四年，統計資料之中也納入了因死亡而終止記錄的受試者。參與研究的對象年齡分佈為二十一至九十八歲，平均受試者年齡為六十二歲，有超過一半以上的受試者為男性。最終的研究結果顯示，各醫療機構所建議的每週一百五十分鐘中強度運動或是七十五分鐘高強度運動，都已經達到能改善身心狀態的比例，但是這項比例並沒有最佳值。換言之，對人體的身心健康而言，運動越多越好！參照世界衛生組織的建議每週進行運動的人，平均死亡率比起完全不運動的人低百分之二十；每天運動從二十分鐘提高到四十五分鐘的人，比起完全不運動的人死亡率下降百分之三十一；每天運動一個小時以上的人，死亡率相較之下甚至能下降到百分之三十七。就算將運動時間拉長至每天三個半小時，人體的健康狀況仍舊維持正向的改善。單就死亡率來看已經無法呈現出明顯差別，每天進行三個半小時運動的人和完全不運動的人相比，死亡率遞減到百分之三十九，不過每天運動一小時也下降至了百分之三十七的死亡率。研究學者最後的結論認為，每週一百五十分鐘中強度運動是人體每週應運動的最小值，並非最大值，理想的狀況應該是這個運動時數的三到五倍，亦即每週八到十二個半小時的運動。即便將運動時數提高到每週二十五小時，依舊對身體只有好處沒有壞處。70

如果你在閱讀這篇文章之前未曾有過任何運動習慣，那麼請以比較溫和的運動開始練習。在增加運動強度和長度之前，請給予自己的身體足夠的適應時間。

・・・自我診斷・・・

## 我的運動量是否足以降低死亡率？

| 運動項目 | 計分 |
| --- | --- |
| 我每天都會外出走路或是騎腳踏車，並且會持續到自己的身體感到勞累為止。 | 1 |
| 我每天健走至少二十分鐘。 | 1 |
| 我每週會進行三十至四十五分鐘的高強度運動。 | 3 |
| 我每週會額外訓練自己密集地進行中強度運動。 | 2 |
| 我每天運動四十五分鐘。 | 4 |
| 我每天至少運動一個小時或者更久。 | 5 |

一到兩分：比起完全不運動的人降低了百分之二十死亡風險。

三到四分：比起完全不運動的人降低了百分之二十到三十的死亡風險。

五分以上：比起完全不運動的人降低了百粉之三十以上的死亡風險。

第56個建議

# 養成一輩子的運動習慣

運動會促進大腦的血管新生，因此有更多的血管運輸更多的氧氣和營養到大腦細胞。於是大腦細胞的活動力增加，進而產生更多能量。不只如此，大腦內的循環代謝也自動回歸平衡，所有疾病消聲匿跡，甚至讓大腦開始增加新的大腦細胞數量。總而言之，新生的血管能增加大腦的智力運作效率和快樂。

科學家對此進行過實驗，實驗中以老鼠作為受試體，並將牠們分為幾組。一組每天必須在輪上慢跑，另一組不需要跑滾輪，但是只能待在一個沒有足夠活動空間的籠子裡。實驗一個月之後，滾輪組的老鼠大腦裡多了許多新生血管，腦細胞因此能夠獲得較多的氧氣和營養。大腦養分與氧氣的充足與否不只會隨著老鼠跑滾輪的時間而增長，也會隨著休息時間長短有所變化。只要老鼠不再每天跑滾輪，大腦的血管就會逐漸萎縮。這個實驗呈現的結果是，如果你停止運動，那腦細胞就不會再得到充足的氧氣和養分。你的認知能力會開始下降，也會開始變得不開心。因此，請養成長久的運動習慣！

有趣的是，不只運動，學習一個新的動作也會促進大腦血管的新生。實驗中有另外一組老鼠，不需要跑滾輪也不需要被關在狹小的籠子裡，但是必須學習新的動作技巧。起初這群鼠的大腦內只有特定的腦神經元增生，但是不久之後，整個大腦血管的網絡便開始擴張增生。[71]

血管就像裁縫針上的穿線孔一樣，氧氣必須穿入過血管才能通往大腦。沒有血管，細胞就無法獲得氧氣，而氧氣是製造能量分子的最基礎原料，有了能量分子才能負荷大腦所有的循環代謝。透過血管傳送的不只是氧氣而已，其他製造原料如荷爾蒙和神經傳導物質也必須透過血管才能抵達腦神經元。因此，大腦內新生血管的增加，對大腦的整體健康絕對有莫大益處。單單是大腦是否能形成新的腦神經元，就取決於大腦是否有足夠良好品質與足夠數量的血管來提供養分。

如果大腦內沒有足夠的血管量，所有你攝取的養分也只能發揮出少量的影響力，這些營養若不是完全無法到達就是只有少量能抵達。因此，除了攝取完善的飲食和補充身體所需要的營養，你絕對也需要足夠的血管。而這點，只有透過長期持續運動或是學習新的技能才能達到。

### 實用建議：維持一輩子吧！

- 增加每週的慢跑次數。
- 學習新的動作或技能，例如跳舞、新的泳姿、前腳掌先落地走路、新的運動項目。
- 也可以進行其他的選項，例如跳躍、倒退走路、橫向走路。
- 不論要選擇哪一項新技能，請務必開始跨出自己的舒適圈，增加自己的活動。

## 第57個建議

# 了解運動如何讓你睡得更好

沒有良好的睡眠品質，就沒有健康的大腦。對於已經有睡眠障礙的人，除了補充相關的營養品之外，運動也能幫忙。因為身體勞動能夠助改善睡眠狀況，因而改善大腦健康。

透過運動能夠延長並加深深層睡眠期，因為運動能夠增加多項腦內不同的生長荷爾蒙產量，人體在大腦進入無夢狀態的深層睡眠期時也會大量釋放出生長荷爾蒙，於是足夠的生長荷爾蒙有助於延長並且穩定這個現象。身體的勞動也有助於減輕壓力以及恐懼，這兩者正是典型的睡眠障礙因素。除此之外，身體勞動的同時會大量釋出讓心情愉悅的神經傳導物質，因此運動對於抗憂鬱、舒展身體緊繃有相當明顯的功效。運動和睡眠的關係也適用於累積優勢的原理：強者越強。因為更好的睡眠品質，就更有助於進一步減低壓力，長久循環下來會得到更多的正向回饋。

運動會讓身體感到疲憊！疲累的身軀比沒有完全釋放能量的身體更容易進入睡眠。這句話聽起來再自然不過，但在如今的社會習慣中卻不是那麼容易。整天坐在電腦螢幕前面工作的上班族，通常到了晚上下班之後只剩下一顆疲憊的大腦，然而身體卻一點也不覺得疲勞，這樣的身體自然難以入睡。運動可以有效解決入睡問題，提高睡眠品質與長度、減少半夜醒來的頻率。但如果你才剛開始試著運動，請不要期待這些神奇效果會馬上出現，這些效果要在幾週過後才會開始浮現出來。要想長期感受到運動的好處，就必須持之以恆保持運動習慣。一旦半途而廢，睡眠品質在中斷一段時間之後可能會再次下降。

另外，不建議在太晚的時間運動。因為運動過後，脈搏和能量代謝都處在相對高點，這對保持身體健康相當重要，但卻無助於睡眠品質。運動過後的人體溫度也相對較高，而且這會維持四個小時之久。然而大腦進入睡眠的首要條件就是體溫下降，一般體溫到了下午時段就會自然下降。因此，最適合運動的時間莫過於早晨了，早晨的運動習慣對於晚間的睡眠助益最大。如果無法將運動習慣固定在早晨，那麼也請盡量在下午或傍晚提早完成。任何運動都有助於提升睡眠品質，不論是跑步、騎腳踏車、游泳、重量訓練或是乾脆加入健康體操群組，只要達到身體勞累的效果，就對健康有幫助。

在白天的戶外進行的運動所獲得的效果最佳。白天的日光會提醒大腦：保持清醒！因為大腦只有在接收到高強度日光的訊號，才能清楚儲存白天與黑夜的不同狀態。當大腦能越清楚分辨兩者的差異，到了晚上就會盡責地分泌出更多的褪黑激素幫助睡眠。褪黑激素又被稱為睡眠荷爾蒙。請記得，睡眠並不是一項浪費時間的事情，而是維持大腦健康最基本的行為之一。

尤其年紀大的長輩們更容易受睡眠問題所苦。日本的統計資料顯示，全日本至少有三分之一的人有嚴重的睡眠障礙。研究學者們也因此呼籲，年紀大的長者每天至少必須做一次中度的運動訓練，例如快走或散步。實驗紀錄證實，經過四週的規律運動訓練之後，所有受試者的睡眠品質都得到了明顯改善。除此之外，受試者的心理問題也減少了。整體而言，受試者的生活品質都因為運動越來越好。[72]

第58個建議

# 維持良好體態就能擁有美好心情

身體與心靈是一體的，人體的姿態對心情有著明顯的影響。人的身體在難過的時候，會自然而然地蜷曲起來。最奇妙的是，身體反應也能反過來影響心理反應，當一個人難過的時候，若能保持身體正直挺立的姿態，那麼悲傷很快就能消失。

阿姆斯特丹的三個研究學者針對體態與心情的關係進行了一項實驗，總共有兩百二十九位自願受試者參加。所有受試者隨機分成兩組，其中一組必須回憶一個令他們感到悲傷沮喪的事件，另外一組則可以自由回憶任何事件。接下來，研究學者將這兩組受試者各自再分為三個小組，亦即總共有六組。三組中的其中一組受試者必須蜷曲身體坐在桌子邊，第二組則必須保持直挺的姿態，第三組受試者則可以隨意以自己最舒適的姿態坐在桌邊。這些組別的受試者都必須一直維持實驗時規定的姿態，並且一邊將他們回憶的事件寫下來。

實驗結果顯示，在第一次實驗中可以自由回憶任何事件的受試者們，被分配到了必須蜷曲身體的小組內之後，他們的情緒明顯下降了。這還不是這項實驗中最有趣的結果。最有趣的是在第一次實驗中被規定要回憶悲傷事件的受試者：當他們繼續維持蜷曲姿勢或是隨意姿勢，悲傷的情緒就會延續更久。而第一次必須回憶悲傷事件，但第二次必須全程保持身體直挺的受試者，則顯示出在身體保持直挺姿態之後，很快地就開始回想比較正面的回憶了。研究學者因此認為，體態不但能影響人類在經歷負面事件後所需要的復原時間，也對人的內心感覺有相當大的影響。譬如駝背走路或是跑步的人，比起挺直身體走路和跑步的人花更多時間回憶悲傷與負面的事件。[73]

直挺的體態不但能幫助一個人保持正向的好情緒，也能適當彰顯出一個人的自信心。所謂的自信不外乎是相當滿足自己的狀態，並且能以愉快的心情看待自己。自信心良好的人自然而然會將自己的能量散播與傳染給周圍，他們因此能感受到更多安全感，而更多安全感又會反饋回來讓他們心情愉悅。因此，不論是坐著、站著或是走路時，請保持良好的體態，讓自己擁有更多的自信。

## 實用建議：維持抬頭挺胸

- 注意自己的體態是否正確。抬頭挺胸是指肩膀比平常放鬆時稍微往後張開一些。
- 特別是當你處在壓力之下或是正遇到困難挑戰，更要有意識地維持良好姿態，並且提醒自己要多深呼吸。
- 慢跑的時候請保持自己的頭部挺直、向前看，而不是一直盯著自己的腳下。這麼一來，身體的姿態能自然而然呈現挺立的狀態。請保持雙肩的放鬆，並往後略為展開。

第59個建議

# 了解重量訓練如何治癒發炎

每個人都知道運動有益健康，但是知道運動如何促進身體健康的人卻很少。一般人會認為那大概是因為運動能夠增強心肺功能。的確，但運動有益身體健康更精確的原因是，它能夠增強免疫系統的抵抗力。最重要的是，因為所有的慢性疾病，阿茲海默症、多發性硬化症、巴金森氏症以及憂鬱症和恐慌症，幾乎都是由大腦內的發炎反應所引起，換言之，能夠增加免疫系統抵抗力的運動就是這些疾病的最佳治療良方。

雖然目前醫學上未能將所有運動對改善免疫力的影響進行解釋，但現有的研究結果已經能大致描繪出運動是如何改善免疫力。最為人所知的幾項特點如下：

**運動能改變大腦內免疫細胞與訊息傳導物質的數量**：運動能減少引起發炎的訊息傳導物質數量，尤其是細胞激素會大幅減低。此外巨噬細胞的生成也會趨緩，這些細胞是吞噬細胞的一種。吞噬細胞通常會接著形成腫瘤壞死因子，這是一種系統性炎症的細胞因子，同時也是引起許多發炎反應的因子之一。當巨噬細胞的數量下降時，腫瘤壞死因子的形成就會減少，進而減少發炎反應。相對來看，缺乏運動者的人會在免疫系統內引發與系統內有異物、病毒或細菌的相似反應。總而言之，每天運動有助於免疫系統維持在正常運作的狀態。

**肌肉收縮能夠形成抑制引起發炎反應的訊息傳導物質**：當肌肉努力工作時能產生比肌肉休息時高出一百倍的介白素-6，這是一種免疫系統的訊息傳導物質。介白素-6的數量一旦開始提高，就會促進其他抑制發炎反應的細胞激素一起增生，並同時抑制腫瘤壞死因子的產生。此外，肌肉收縮的意義在於，當肌肉因為運動感到疲憊時，肌肉細胞的基因表現也會跟著改變，特別是那些有助於形成抗氧化效用的酶的基因會開始活躍起來。這些酶的益處首要是消滅對腦細胞有害的自由基，然而在肌肉運動的過程中，酶的形成效率會加速到產出比消滅自由基所需數量還要多的程度。因此運動時會累積相當多的酶來提供肌肉使用，這就是肌肉運動能夠抗氧化的原理。[74]

國際享譽盛名的英國醫學期刊（*British Medical Journal*）在二〇一三年刊出了一

項以運動和服藥的治療效果相比對的研究。進行研究的學者們得出結論，服用藥物並不能達到比運動更好的治療效果，尤其是在心血管類的疾病防護上，運動的療癒幾乎和服用醫師所開給的處方藥物有一樣的效果。這類的藥劑包含降血脂藥史塔汀類、乙型交感阻斷劑。在中風患者的實驗中，運動的療效甚至還超過了藥物所帶來的影響。這項研究發佈之後震驚了所有的醫界人員。事實上，運動的療效根本還未被完全發掘出來，因為進行這項研究的受試者僅有兩百二十七名病患，然而全世界正在服用血液稀釋劑（有生命危險的）治療的人數卻有七萬人之多。關於這個結論，連研究學者都震驚地提出反思：「醫療學界一直以來單方面專注於藥物的研究與開發，或許導致所有人忽略了真正對疾病最有效的治療方法。」[75]

運動能讓身體有機會重回自然的正常運作狀態。你將會發現，恢復到平衡狀態的免疫力強而有力，能輕鬆抵抗所有入侵異物，讓慢性發炎等疾病從此消聲匿跡，這些都是藥物治療無法達到的治療程度。藥物能夠醫治、抑制的僅僅是身體生病的徵狀，卻無法移除真正引發身體生病的根本原因。運動則能夠正確擊中要害，從疾病生成的根源亦即免疫系統進行治標又治本的改善。運動也不需要任何花費，你所需要的只是隨便一雙慢跑鞋和一套運動服。健身房也是很好的選擇，畢竟健身房的會費絕對不會比看醫生吃藥來得昂貴。

# 你的思考<br>能讓大腦蛻變

每一個新的、不同的想法都能改變大腦，而且思考的效果就和營養與運動一樣強大。要改變思考的目標，首先要讓自己意識到自己正在思考。冥想能讓你輕鬆地感受到思考的進行，讓你的思路變得更清晰。你絕對可以透過練習一步一步增加這項能力，讓你的生活更幸福，處在 Alpha 腦波的頻率與韻律之中。你無法改變生命中遇到的挑戰與困難，但今後你能夠更有效地面對並解決它們。透過學習，人人都可以擁有幸福。

## 第60個建議

# 學習慢慢思考的藝術

每個無法控制體重的肥胖患者都知道，正常體重對自己的健康比較好；每一個菸癮難耐的癮君子都知道，抽煙有一天會讓他們付出健康代價；每個長期飲酒的酒癮者都知道，最好把飲酒的習慣戒掉。知識無法經常達到改變行為的效果，但是慢慢思考的藝術卻能夠協助將獲得的知識轉化到行為中。

諾貝爾經濟學獎得主同時也是暢銷書作家的康納曼（Daniel Kahneman）是這麼說的，改變人的行為習慣是相當困難的任務，原因在於人的大腦運作方式。在他的著作《快思慢想》裡，他提到了兩種大腦最主要的思考方式：系統一和系統二。系統一通常形成快速，幾乎毫不費力地自動運作。這類型的思考通常是由情緒主導，聽起來不甚理想，然而這個系統卻做了多數的決定。知識對系統一而言毫無影響力，這個系統在大腦的用處在於可以快速處理大量的訊息，而且在慣性流程中完全不需要再經過重新思考，這消化了大腦大量的工作並提高了大腦的效率。可惜的是，吃飯和運動也同屬於系統一的管轄範疇。系統二則只會在系統一這個機械化系統無法運作時，或是面臨困難問題時才會被啟動。系統二的運作相對緩慢，卻有更多的意識參與其中，這當然也就比較費力。

當你開始想改變自己的行為習慣時，譬如想要開始跑步或是天天自己開伙，這時系統一就會跳出來反抗，因為這些行為習慣向來是系統一主導的範圍。想要改變行為就必須要讓要系統二有充足的時間來接手，替吃飯、運動這些習慣做決定，這個過程比較緩慢，也需要刻意加強意識來執行。換句話說，當你今天想要在傍晚成功去跑步，那麼前一天晚上先把慢跑鞋拿出來放在床前，就能幫助系統二發揮一點效果。吃飯亦然，在你真的感到肚子餓的好幾小時之前，先讓系統二參與你該吃什麼的決定。在這個過程中，必須刻意下意識考慮並且花更多的時間去做出最後的決定，唯有透過這樣的程序，才能形成新的習慣模式。在這段尚未形成的時間中，你的內心必須不停和系統一對抗。換句話說，如果你以前並沒有規律運動的習慣，那麼當你想要開始規律運動的時候，系統一就會無時無刻用盡各種方式說服你繼續放棄自己、不要運動。此時你就需要系統二的支持，系統二緩慢的思考過程能鼓舞你繼續保持運動習慣。在經過一定的時間之後，系統二養成的運動習慣會逐漸變成自動化的規律，系統一就會接手保持這個慣性行為。這個時候你就不需要再花時間考慮到底要不要去慢跑，時間到了你自然就會去跑步了；或者是你不會再花時間思考自己該不該開伙，時間到了你自然就會去煮飯。這是因為你已經為自己的大腦寫入了一個慣性程式，由系統一來掌管所有決定。

當然，大腦實際上的運作方式比上述規則還要複雜許多倍，但是從根本上來看，大致上的運作方式都不違背系統一與系統二的原則。你可以觀察一下自己的習慣與行為是否和這個規則相符，畫一張或寫一張系統一和系統二運作的圖表或清單，更能協助你進行確認。當你下一次又氣惱自己怎麼拿了蛋糕吃的時候，你就明白這是系統一在操縱你的緣故，那麼你就知道，下次見到蛋糕時需要使用系統二來暫緩做決定。

### 實用建議：打開系統二！

- 動手為自己的系統二要進行的行為畫一張圖或寫一份清單吧！
- 我想要吃這個：________
- 我想要做這麼多運動：________
- 當每次問自己「我該去慢跑嗎？去還是不去？」或是「我該吃披薩嗎？吃還是不吃？」的時候，請拿出上面的圖表來看一看，再想一想。

第61個建議

# 認識 Alpha 腦波，練習幸福

腦神經元能夠產生極微小的電力，並且呈現在腦神經動作電位的傳遞之中。這些由腦神經元生成的電力在累積過後能形成電波，可以用儀器測量得到。根據大腦的電波種類，身體會呈現出良好或是糟糕的感覺，抑或是現在相當專心、創意十足或是感到龐大的壓力。身體的感覺完全受制於大腦神經元目前正處在哪一種電波之中而定。

**Beta 波**：處在這個腦波狀態的大腦被視為一般狀態。Beta 波在人體睡醒時開始放射，但是身體處在壓力或恐懼狀態之下也會出現，人體的許多行為在這個狀態下會自動停止。在 Beta 波頻率範圍的狀態類似於康納曼所說的系統一狀態，人體在日常是不可能透過任何方式感受到這個電波範圍裡的感覺。多數的青少年在白天清醒活動的時間裡，大腦都是處在 Beta 波範圍之內。

**Alpha 波：**處在這個電波範圍內的人們都非常平靜、放鬆，同時也相當專注與充滿創意。在這個狀態中，不論大腦與身體有任何下意識的思緒與行為模式都會被察覺。Alpha 波狀態可以被理解為康納曼所描述的系統二，多數人只有在半夢半清醒的過渡期間才會經歷到。然而 Alpha 波是可以訓練的，它可以透過冥想繼續在大腦內釋放，只要透過一點訓練，在日常生活中也能夠讓大腦繼續保持在這著狀態之中。只要大腦持續停留在 Alpha 波的範圍內，我們的工作能力與記憶力便會大幅提升，腦神經元也會同時釋放出更多令大腦覺得愉快的訊息傳導物質。兒童在白天清醒的狀態之下，多數時間就是處在 Alpha 波的狀態裡。

**Theta 波：**這個腦波頻率是典型出現在淺層睡眠或做夢時（快速動眼期）的腦波，這個波能讓大腦感到深度放鬆。嬰幼兒時期的大腦多數時間是處在 Theta 波的狀態。

**Delta 波：**Delta 波是指活動較緩慢的腦波，這個頻率範圍的電波是典型出現在無夢階段的深度睡眠期。

每個人在生命過程中都會自動發展出適合自己的行為模式，並且在平日生活中順暢地運作著。我們的大腦會自動在白天醒來時進入這個帶狀行為模式，一天結束時又會自動退出。多數人在必須與人群交談互動時，會完全展開自己的特定社交行為模式。所謂的個性特色，其實也只是一種透過學習而演變為自動化的行為模式而已。除此之外，我們的思考模式也屬於自動化運作流程的一種。幾乎世界上所有的人，腦袋裡的想法一輩子都是同一套模式，只是自己沒有發覺罷了。生活習慣養成的自動化機制決定了你一輩子對其他人會有什麼想法、對自己會有什麼想法。換句話說，自動化機制決定了你將如何經歷你的一生。為了讓自己變得更幸福，是時候拿出必要的勇氣改變自己看待自己、身邊的人、周遭正在發生的事的思考模式了。要改變自己的思考模式，首先要先察覺自己的自動化系統，並且有意識地更動它們。只要大腦能夠處在Alpha 波裡，這一切就會變得非常簡單。

●●● 自我診斷 ●●●

### 我是否正處在 Alpha 波的狀態裡？

| | |
|---|---|
| 我能觀察自己的感覺，並一一指出它們。 | 是／否 |

| | |
|---|---|
| 我覺得環境中的背景音樂很煩人。 | 是／否 |
| 我能夠心無旁騖的工作，並且同時感到輕鬆。 | 是／否 |
| 即便是在困難棘手的情況之下，我通常也泰然自若。 | 是／否 |
| 我很少感受到壓力。 | 是／否 |
| 我通常能在短時間之內達成相當好的工作成績。 | 是／否 |
| 我對我多數的行為都是有意識的。 | 是／否 |

做完上面的自我診斷，如果你勾選「是」的次數越多，代表你越有可能正處在 Alpha 波的狀態之中。

### 實用建議：訓練 Alpha 波

- 每一種訓練專注力的冥想都能達成擁有 Alpha 波的目的。下列練習都屬於專注力的冥想訓練：

- 專注身體的感覺。
- 觀察氣息的吸吐。
- 感受自己越來越清晰的思緒，但是不試圖干預這些思緒。

• 上述這些與其他類似的冥想訓練，只要在一段時間的練習過後，都能有效改善自己的注意力，讓感覺與思考越來越清晰楚並且有意識。唯有開始意識到自己的感覺和思考模式，才能進一步改善它們。這能讓我們更容易掌握、改變自己的行為模式。

更多其他的練習請參見我二〇一九年的著作《行動力的第一步始於大腦》（*Arsch hoch beginnt im Kopf*）。

第62個建議

# 避開垃圾資訊

現在的各種新聞之於大腦的關係，就好比糖對身體有害，它們讓大腦成癮並且造成傷害，這些訊息形塑出一個過度負面的世界觀與恐懼。多數的人體對於糖和碳水化合物已經產生堅固的依賴反應，卻完全不自覺。這些資訊產生的狀況亦然，人們饑渴地不停搜索更新的資訊、更多的新聞。

魯爾夫．杜伯里在《思考的藝術：52個非受迫性思考錯誤》中清楚指出了這點。糟糕與駭人的新聞會觸發大腦的邊緣系統，這個系統是一個大腦內相當特殊的區域，負責產生情緒與其他由情緒而發動的行為。邊緣系統是大腦裡相當原始的區域，這意味著動物大腦也有同樣的系統，只是動物的不若人類的高度發展。邊緣系統能夠指揮人體在受到威脅的情況之下，做出應戰或逃跑的反應。一旦邊緣系統啟動之後，人體便完全受它控制，不會思考任何反應。這套原始系統當然有其存在的目的，它能讓人類在危急時刻及時反應。但是這套系統在不停接收製造恐慌的新聞訊息後會逐漸彈性疲乏，即便面對了不怎麼危險的情況，它也會被觸發去指揮要應戰或逃跑。

每當你在電視或是報章雜誌裡閱讀到戰爭、政治衝突或是生態環境破壞的訊息時，不只邊緣系統會受到影響，連壓力荷爾蒙可體松都會開始分泌，而且越來越多。可體松會使人情緒低落，並且削弱身體的免疫系統。當可體松的濃度達到一定值的同時，生長因子就會大幅減少。大腦細胞也因此受到影響，細胞新生減少，舊細胞無法得到修復。可體松還會降低消化系統的功能並增加神經緊張的程度。壓力荷爾蒙會導致恐懼、攻擊欲、周邊視覺限縮的隧道視覺以及不易察覺身邊人的痛苦。過多的恐怖襲擊警報會鈍化大腦的邊緣系統，進而讓人們更易於接受所有的訊息並作出反應，即便這些訊息完全是毫無根據的誤會。

除了來自全世界過多的垃圾資訊會損害大腦之外，過於暴力的電影和小說也有同樣的副作用。閱讀或是觀賞過多的這類型影片和書籍，甚至會使大腦在充滿困難挑戰的情況之下產生認知錯誤。因為在精神上頻繁接觸暴力或是驚嚇資訊的人，比起平時不常接觸這些訊息的人，更傾向將自己生命中發生的任何事情往這個方向解讀。這樣的大腦認知能力已經被扭曲，被過多的負面想法佔據。大腦處在扭曲的知覺之下，更難做出正確的決定。

媒體報導的絕大部分新聞與一般人的生活毫無關聯，不論你是否知道這個世界上的某個角落正在發生危難，實際上完全不會改變這個危急之地的任何狀態。相反地，若你能運用你有意識的行動來對這個新聞做出反應，例如投票支持或反對某個政黨，抑或是積極參與政黨與世界環境保護組織的和平工作，這樣才有可能改變那個危急之地的狀態。

我們的大腦喜歡吸收新的訊息，然而卻無法篩選與自身有關的訊息或是單純的新訊息。我的新聞頻道史特倫茲新聞（www.strunz.com）是與大腦健康相關的頻道，這些資訊能夠幫助你讓你的人生更美好。

## 實用建議：學習區分新資訊以及與自己有關的資訊

- 在打開週報或日報之前，先問問自己下列問題：
  - 報紙即將呈現的新聞和我的人生有關係嗎？
  - 這些訊息是否能幫助我擁有更美好的人生？
- 只有在上述答案是肯定的時候，才開始閱讀或觀看新聞。

# 第63個建議

# 愛自己

你現在是如何看待自己的呢？這個看自己的角度多半是從他人的視角而來的，通常和某些客觀的事實有關。每個人都會下意識地擷取來自周圍朋友、教師以及父母親對自己的看法，依此集結成對自身的看法。然而，這樣的臆測經常與一個人在實際生活中的表現不符，因為大多數的人會不自覺將自我的形象投射在他人身上，自我價值感低落的父母多半也不會讓自己的小孩覺得自己的存在正確而且美好。遺憾的是，這樣的小孩會毫無抵抗地接受這個觀點，長大以後也只給予自己極低的自我評價。不管如何，只要你現在開始愛自己，就可以打破這個惡性循環！

長期對自己抱持負面評價或是自我價值感低落的人，除了貶低自我之外，通常也會一併毀掉自己的生活品質。為了提升自我價值感，這些人會不停從其他人身上尋求肯定，譬如盲目追求上司的表彰或運動的突破、致力讓自己變得更美麗或是不停地提升各種外在條件。這些效果通常不持久，在達成短暫目標之後不久，低落的自我價值感又會再度浮現。但是你完全可以克服自己內心的負面形象，只要現在學習正面地看待自己。你會慢慢發現自己不再在意他人對你的看法，那股不停想得到其他人肯定與讚美的欲望也會隨之消失。

低落的自我價值感或負面的自我概念長期下來會導致恐懼症或是憂鬱症，此外也會大幅增加自己陷入不健康關係卻不自覺的風險，更嚴重的甚至會染上毒癮、酒癮，或是形成如厭食症或暴食症的精神疾病，也可能想不斷透過整形手術來改變外觀。負面思想同時會阻礙你做出有建設性的決定，例如向外求助以幫助自己脫離困境，或是尋求正當的解決方法。

請培養正面的自我價值感，讓自己更輕鬆地養成健康的生活方式。自我價值良好的人會善待自己、為自己準備健康的飲食、給自己充足的睡眠，並為自己妥善準備所有維持健康所需的營養素。自我價值觀低落的人，並不認為自己的健康與生活有任何價值，會為了想從其他人身上得到肯定而超時工作。

每個人都有能力改變自我觀感和自我價值感，因為所有觀點都是經由許多客觀的事實形塑而成。請從現在開始回想起自己良好的形象，將自己的專注力和記憶集中在自己正面的事蹟上，它們會證明你是一個價值非凡並且善良積極的人。許多人在嘗試正面看待自己的時候，無法天天都保持著這樣的想法，但是它的結果絕對值得你繼續堅持下去，正向積極的自我觀感絕對是你能送給自己最棒的禮物。正面看待自己的人能夠克服絕大多數的問題，並且永遠保持愉快幸福；相反地，不斷負面看待自己的人則經常感覺壓力過大，無法克服挑戰。多數成天認為自己得到重病是罪有應得的人，通常自我觀感相當負面，這莫名奇妙的念頭更會讓他們對自己的疾病自暴自棄、不作為，最後導致自己無法跨出療癒身體最重要的一步。相對地，自我觀感正面的人會把疾病視為身體發出的警訊，並將之視為是自己必須積極改變的任務，或是因此開始調整對人生的看法。在許多嚴重的事故或末期的疾病之中，身體並不總是能康復，但是病人的態度卻可以完全改變整個情況。我相當清楚這個不可思議的過程，因為我自己親身體驗過，多年前我遭遇的一場自行車事故改變了我整個人。

多數人腦海裡的想法會不停重複，這意味著，每當你想起自己、其他人或者是這個世界時，總是會想起同樣的事。或許你經常會想，自己應該要更勤勞一點、應該花更多時間在工作上。一旦你越常有這樣的想法，你對自己的評價和概念就越負面，因為這樣的觀點顯示出你認為自己比別人懶惰。這根深蒂固的想法會牢牢栽植在你心理，不論現在你的工作效率有多高，即便已經是正常的兩倍高了，你依舊會不停認為自己懶惰。請務必改正這樣的想法。一旦發現自己有這樣的想法，請試著告訴自己，你會以最好的效率來工作，而且這個工作效率很好。往後只要發現自己有任何類似的自我懷疑或自我批評想法時，請為自己想出正面的看法。例如當你認為自己的人生一事無成時，請在內心細數出你曾經擁有的成功，但是請不要和其他人比較，因為每個人的生命都是獨特的。最重要的是，你在自己的人生境況裡完成了各種成就。當你將專注力放在這點上，相信你一定可以漸漸了解自己所達到的成就。我對每個人一定都累積了許多成功時刻這點很有信心。如果你認為自己的人生充滿了困苦與艱難，那麼請專注地回想你獲得幸運之神眷顧的那幾次情況。這樣的思考方式絕對能為你帶來滿滿的收穫。最後，請不停在腦海中重複回想自己對自己的這番新認知，如此一來，舊有的低落自我價值觀將能夠逐漸被新的價值取代。

## 實用建議：進行正向的思考

當你開始對自己有負面的評價時，請在內心問自己下列的問題：

- 我剛剛究竟在想些什麼？
- 這些想法是真的嗎？
- 哪些客觀的事蹟能推翻這些想法？
- 我該如何用正面的想法來形容同一件事？

第64個建議

# 活在心流狀態中

心流（Flow）狀態中的生活是一個神奇美好的狀態，有長期慢跑習慣的人都了解這個狀態的美好：一種似飄然漫步又似身體懸浮空中的感覺，有些人形容這就像是精神和肉體分開、無與倫比的輕盈感。心流是指一種將個人心力完全投注在某項活動上的感覺，多數有過心流經驗的人都是不經意進入這個狀態，通常只有在專注於當下的時候才能開啟進入心流的大門，譬如慢跑。比較容易產生心流狀態是在進行某件特殊任務的時候，一些常見的特定職業相當符合這個前提，譬如高危險的職業、必須迫使自己高度集中注意力的工作，如外科手術醫師、交響樂指揮家。

進入心流狀態的先決條件就是專心。就像其他能力一樣，專心雖然是一項稀有珍貴的能力，但是仍舊可以透過冥想來培養。藉由練習專注在一個字句、一個身體感覺或是自己的呼吸韻律上，就能夠幫助我們練習屏除雜念。專心或者現代所稱的專注力能夠讓大腦感到幸福愉快，這項信念在東方的文化中已有千年的歷史。專注力不只能夠讓大腦感到幸福，更可以實際延長大腦染色體末端的端粒，近代西方科學證實了冥想在這一點上的功效。端粒是生物染色體末端的ＤＮＡ重複序列，用以保持染色體的完整性和控制細胞分裂週期。端粒的長度越長，就可以分裂越多次的ＤＮＡ，在它被分裂次數消耗殆盡之前，細胞都不會死亡。而冥想則能有效延長每個細胞內的端粒，這和青春永駐有絕對的相關。

二〇〇九年，伊莉莎白．布雷克本（Elizabeth Blackburn）以端粒研究實驗成為諾貝爾生理學醫學獎得主。實驗中以兩百三十九位健康的女性為採樣受試者，她們被分成兩組，一組受試者較難長時間專心，經常因其他事物分心；另外一組受試者則是能相當快進入專心狀態。研究人員在實驗前記錄了兩組受試者的端粒長度，實驗指出能快速進入狀態並保持心無旁騖的受試者，平均擁有較長的染色體端粒。[76]長久以來，醫學上已經證實端粒較短的人容易得到慢性疾病，例如癌症、心血管疾病。布克雷本教授的實驗結果更進一步證實，端粒的長度與保護腦神經元免於凋零也有相當的關聯。其他學者的研究也顯示，在慢性腦部疾病如阿茲海默症患者或是漸凍人症患者的大腦中，染色體端粒的長度比一般健康的人還短，研究人員同樣在其他輕微慢性腦部疾病患者，如情緒不穩、憂鬱症患者或思覺失調症患者的大腦染色體中發現同樣的現象。[77]

讓自己生活在心流狀態之下，不僅能夠延長染色體的端粒長度，更能保護自己降低罹患腦部慢性疾病的風險。除了專注力練習、冥想練習之外，定時補充缺少的營養素與維持運動習慣也能幫助自己輕鬆進入心流狀態。而上述所有的功效都經過醫學實驗證明，千真萬確。

### 實用建議：學習進入心流狀態

請先全神貫注：

- 當你抱著小孩或是陪伴小孩時，請全心全意專注在小孩身上。如果你在這個過程當中突然想到任何工作上的事，請放下這個念頭，並重新聚集在小孩的身上。
- 和他人聊天時，請全心全意地聆聽，並觀察你的談話對象與你自己。

- 開始工作的時候，請全心全意專注在工作上。不要一下上網、一下又計劃著週末的娛樂。請純粹專注在你手上的任務，直到完成它為止。
- 為自己規劃中場休息。在休息的時刻繼續練習自己的專注力，專注在自己的呼吸吐氣或是任何一件事物上。

## 第65個建議

# 用冥想改變大腦

冥想的種類繁多，然而其共同目標只有一個：提高專注力。不論是集中注意力在自己的呼吸上，或是慢跑時靜下心來感受大腦內逐漸清晰的思緒，隨著專注力提高，我們能更有意識地掌握、操縱自己的思緒，讓大腦更從容、更幸福。冥想甚至能在大腦內留下可供科學辨識的清晰變化。

來自耶拿與澳洲的科學家對此進行了實驗，他們對五十位長年練習冥想的受試者大腦進行斷層掃描，並將結果與另外五十位從未進行過任何冥想練習的受試者大腦做對比。研究學者接著根據斷層掃描來評斷所有受試者大腦的年齡。無論有無冥想經驗，所有受試者的身體實際年齡皆在五十歲以上，然而斷層掃描大腦的結果顯示，長期練習冥想的受試者大腦年齡平均比另一組受試者更年輕了七歲半。實驗結果證實，透過冥想的練習能有效降低大腦細胞隨年齡遞增而減少的現象。冥想確實能幫助大腦保持健康年輕。[78]

冥想對憂鬱症患者的治療也有相當大的助益，憂鬱症患者的海馬迴通常過度活躍，而且其海馬迴所擁有的神經元數量又比健康者少。冥想不只能有效增加腦神經元的數量，也能夠幫助海馬迴內的細胞保持平靜。憂鬱症患者腦內的杏仁核狀態也與一般常人不同，杏仁核是負責管控並依照處境評斷該做出何種情緒反應的區域，尤其是恐懼與攻擊這兩種情緒。然而憂鬱症患者的杏仁核的神經膠質細胞比常人少了許多，意味著他們缺乏足夠的重要輔助細胞，這些細胞會在夜晚時分清除大腦的老舊有毒物質，並且維護免疫系統。同時，憂鬱症患者的杏仁核腦神經元也比常人更為活躍，透過冥想練習能夠讓這部分的功能重新回歸平衡。

冥想能有效抑制大腦內的氧化壓力形成，那些在大腦內肆意攻擊細胞、粒線體與染色體的自由基數量將會大為減少。此外，冥想還幫助增加了穀胱甘肽與其他抗氧化劑的濃度，這樣不只能抑制氧化壓力，更能大幅清除已經存在於大腦內的氧化壓力。換句話說，所有的發炎反應在冥想的時候會完全停止形成，還會在冥想過後被大舉清除。正因為如此，冥想能夠有效改善多數的腦部疾病。請把握尚未罹患任何慢性疾病之前的時機，及早開始進行冥想練習，讓大腦常保青春、健康。

## 實用建議：每日練習冥想

- 每天撥出十至四十五分鐘的時間來冥想。
- 坐下並打直身體，將坐姿保持在舒服自在狀態。
- 將注意力集中在自己的呼吸或是任何咒語上，我最喜歡的咒語是依歐曼（IOMAN）。或者你也可以挑選一件最近不停在想的事情，並專注思考這件事。一旦你發現思緒開始移轉到其他事情的時候，請將思緒拉回來，再次重新集中注意力在你的呼吸、咒語或是你挑選的事情上。

第66個建議

# 正視自己的每一個想法

每個人隨著自己的人生進展，會逐漸發展出自己獨特的態度與信念。典型的有「我不是做這件事的料」、「人生很苦」、「我不夠好」或是「沒有人能改變什麼」。一個人的態度與信念多數存在潛意識裡，每個人各自以這些潛意識為基礎，理解與解釋當下所發生的一切。某些特定的時刻，信念與態度會以大腦可以實際察覺的想法出現。想要改變自己的態度與信念，第一步就是要察覺自己的想法。

多數的人並不會察覺潛意識掌控著人類每天大部分的行為，這很正常，所以我們才將它稱做潛意識。開車是最能體現潛意識存在的事情，一個天天開車的人一旦坐上駕駛座之後，根本想也不用想地就能自然而然駕馭車子。踩離合器、打檔、踩油門、煞車，行雲流水一切自動進行，就連複雜的道路交通規則都因為日復一日的使用，而潛移默化到潛意識裡去了。開車這項程式已經在大腦內完全自動化，潛意識就像開車這個行為一樣完全主宰了我們的行為模式。和家人、他人互動的社交方式以及面對批評時的反應，都是潛意識操作的範圍與結果。潛意識不只掌控行為模式，更掌控了一個人對自己的看法，所有的想法都在不知不覺中儲存了。潛意識控制的自動化程式每天在生活中運轉進行，於是它們有辦法左右你的情緒反應。

就拿壓力來舉例。許多人深受壓力所苦，多數人不想要有壓力，然而同時也有另一群人相當以自己肩上所扛的壓力為傲。這當然是來自潛意識的影響。我稱呼這類型的人為「壓力驕傲狂」，我曾經也是其中一員。他們不自覺地認為工作忙碌等同於人生成功，以為工作越忙、事業越大的人才是越來越成功的人。這些人會在社交圈中大放厥詞地誇耀自己手頭上有多少工作，然後環顧四周等待別人投來誇獎、認可的眼光，他們有朝一日會無可避免地面臨過勞的狀況。對他們而言，如果不擁有這麼多工作意味著不成功、人生相比他人就沒有價值、無法再從他人眼中感受到欣羨與認可。若想改變這種想法，最重要的是要先試著察覺和感受自己心裡那股隨著工作繁忙而產生的感覺。當你對別人談起你忙碌的工作時，你的感覺如何？你覺得相當自豪嗎？如果有這個徵兆，那麼很可能你在潛意識中也秉持著同樣的信念。

當人的大腦處在 Beta 波的狀態下，你長期持有的態度和信念就會遁入潛意識之中，這是人一般清醒時大腦的狀態。然而多數的時候，我的大腦是處在 Alpha 波之中。這點各位讀者也能辨到，你能可以開始試著訓練自己的大腦。潛意識和意識的界線在 Alpha 波之會變得模糊，當大腦越常處在這個狀態，就可重新察覺到許多大腦原本習以為常的自動化程式。當你再次與他人高談闊論自己忙碌的事業時，能更清晰地了解自己究竟對此抱持著何種態度。當你能精準察覺自己的真實想法之後，就有機會改變它。

想要達到 Alpha 腦波狀態，大腦除了需要所有的基礎養分之外，還需要一點毅力、運動和冥想練習。後者最大的功用是幫助大腦學習專注，除此之外也提供一個契機，幫助每個人不時反省自己的想法與感受。

**實用建議：練習冥想**

- 進行冥想練習時，請有意識地察覺每一個心裡冒出來的思緒。
- 不要評價你的思緒好壞，自由地讓每個思緒出現，並且去感受它。

## 第67個建議

# 不要相信自己的每個想法

就像上一個建議所描述的，想要改寫一個已經深深烙印在潛意識裡的自動化程式，首要的工作就是要先察覺它，下一步便是改寫。在這個步驟中，最重要的便是質疑到目前為止的每一個自動化程式，也就是請不要輕易相信你的每個想法。

舉例來說，當現在的你已經能夠掌握自己對於工作忙碌、事業繁忙的信念為何，接下來請質疑這個念頭。扛下比較多的壓力真的能讓你變成一個比較重要的人嗎？壓力真的是成功不可避免的一部分嗎？當我們藉由這些質疑逐步改變自己的信念時，接著就有機會一併改變自己的行為模式。然而，一旦我們的潛意識又再度與舊有的自動化程式連結起來時，改變行為模式就會相當困難。因為自動化程式控制的是人類絕大部分的行為，這和大腦裡有沒有相對知識毫無關係。壓力對身體健康不好是幾乎每個人都知道的事。質疑後的念頭改變，就如同壓力的務實主義者不再認為，自己會因為扛下更多壓力而變得更重要或更好，轉念認為讓生活盡可能沒有壓力才是人生中最重要的任務之一。長時間處在壓力下總有一天會使人生病，並且無可避免地走上慢行疾病的道路，並最終邁向英年早逝的結局。

壓力只是許多例子的其中之一。負面的人生態度與信念會折磨著你，讓你不論情緒或身體都痛苦不堪。因此，請學習一一檢視自己的每個負面人生觀與執念，學著對它們保持懷疑。質疑是相當重要的步驟，藉此才能卸除掉信念巨大的魔力。再重提一次壓力的例子，假若我們一邊相信壓力就代表著成功，另一邊又不停告訴自己壓力會讓人生病，那我們不免會落入相互矛盾衝突的困境中。一方面渴望成功也因此無法放下壓力，因為心中的信念仍舊將壓力和正面結果聯想在一起；承擔壓力的同時又在心中害怕，擔憂過度壓力引起的負面後果。這就是你必須先對信念抱持懷疑的原因。請拿一張紙，重新寫下成功對你的定義，畢竟成功的定義也可以是「你有充足的時間來照顧自己的健康以及幸福」。請依照這個方式，慢慢改寫自己的潛意識。

## 實用建議：學著改變你的信念

- 當你感到害怕、壓力，或是自我價值感低落、自我厭惡時，思考一下是哪個潛意識中的觀點讓你有這樣的感覺。
- 重新思考這個觀點是否正確，並以其他的觀點來取代它，讓這個新觀點可以減低害怕、壓力與其他的負面感覺。
- 接著盡可能頻繁地重複提醒自己這個新的觀點。

第68個建議

# 了解求助心理諮商與心理教練的時機

現代心理學中包含了各種大量的諮商方式，這些諮商著重於挖掘病人的過去，讓情緒釋放，或是透過藝術來表達個人的感受。然而，這些療程是否有幫助？當你已經認知到自己現在的問題根源於幼時未獲得父母親足夠陪伴與關懷，那麼這些療程是否能改善這個現象？以我的觀點來看，我認為心理諮商與心理教練只有在你有病識感，並醒悟自己才是唯一必須為情緒負責的人時，它才能發揮真正的療效。

多數人並不擅長勇於承擔自己的責任，面對問題與過失時經常認為是別人的錯，不論是自己不甚滿意的社經地位、破碎的婚姻、不成材的小孩、難搞的主管或是不友善的朋友們。心理諮商和心理教練都只有在你不再為自己找藉口時，才能真正發揮作用，因此好的心理諮商師或是教練只會根據如下幾點來提供你協助：

一、他們會教授你，如何將思考與夢想專注在人生的幸福上。因為唯有幸福是你人生中最高的目標時，你才有能力將自己所有的活動與注意力完全投放於此。

二、他們會向你解釋何謂幸福。幸福並不取決於生活給了我們什麼。不論今天屋外是陽光普照或陰雨綿綿，抑或是擁有健康或是受到創傷，生活給了我們什麼取決於我們以什麼觀點來看待。幸福是，儘管人生充滿挑戰，自己仍舊一一克服並且從中成長，無論今天發生了什麼事，你的情緒仍舊平穩。巧妙的是，順遂的人生並無法教會一個人幸福，反而是人生中的各種苦難困境才能讓一個人理解幸福的真諦。如果這種領悟無需費力，那自然全天下到處是幸福快樂的人。困境和挑戰正是金石不換的人生導師，每個人遇到時都要以感謝的心態來看待它。當我們能夠處在艱難的挑戰中仍甘之如飴時，真正的幸福便會開始萌芽。

三、請察覺並改變內心的自我對話。並不是因為生命給了你困難，你才覺得難受，令你難受的絕大多數是你的想法，以及腦海裡那股不止息的意識流，總不停對你、對你周遭的人指手畫腳、下評語，而且絕大多數都是負面的。一個好的心理諮商師或是心理教練，會教導你如何正面看待與理解大腦裡的對話。

不論你身邊是否有心理諮商師、教練，請學會一肩承擔起自己的過失以及情緒責任。只有這樣，你才能真正地解決問題並且邁向幸福快樂。只有你自己，才是唯一能為自己的幸福與感受負責的人。

### 實用建議：無條件接受

當生命丟給你一道困難的情境題時，你可以這麼處理：

- 在內心告訴自己，你接受這個情況。
- 在內心思考，從這項挑戰中你能學到什麼：
  - 有什麼行為需要改變嗎？
  - 如果是，是哪些行為？
  - 改變自己的態度和觀點是否比較有意義？
  - 如果是，該如何改變？

第69個建議

# 改變你的行為模式

本章介紹的五階段方法能有效幫助每個人永久改變行為習慣。五階段戒斷法起初是為了菸癮患者研發，用來幫助戒菸者永久終止抽菸習慣。

讀文至此，先恭喜每一個人已經完成了五階段中的第一階段。若不是具備第一階段的先決條件，大家早已把書擱置一旁，也就不會閱讀到這一章節了。然而，再次介紹它或許仍舊對大家有幫助：

一、**無意圖期**：在這一階段中的人，尚未認真考慮要改變自己的某一項習慣。然而當平日與友人、醫生在對話中逐漸主動對你提到，或許做出改變對你比較好。就連報章雜誌、電視節目也像是頻頻向你傳達出類似的訊息，這時的你可能就會開始想要改變自己的行為。在這之前，你都會替自己的肥胖、體能欠佳、頻繁的健忘或是失眠狀況找到推託的藉口。產生改變意圖的你，第一階段就是敞開心胸，接受朋友、醫生們的意見與廣泛的書籍資訊。你會開始思考，這些資訊能帶給你的助益。

二、**意圖期**：進入意圖期的你會主動開始評估，你可以改變什麼以及為什麼需要改變這些行為。為了讓自己變得再積極一些，你會將所有平常的健康知識一一拿來與自己的狀況相比。舉例來說，你相當清楚運動有益健康，現在的你則深深相信運動絕對能改善你的健康狀態，其他的健康知識也是，例如摒棄碳水化合物、多補充營養素以及改變自己的思考方式。

少部分的人會在意圖期便放棄改變自己的行為，在這階段失敗的原因，多數是因為沒有足夠有力的動機，或是動機的說服力不足以誘使他們改變。假設你也有相同的情況，請再重新評估一次自己的情況，並找出更多的原因來鼓勵自己繼續改變。

三、**準備期**：在準備期中的你，無論是身心靈都已經準備好要為了改變自己行為模式的重大變動。假設是以零碳水化合物為目標，那麼這時的你應該已經開始把所有的麵粉製品和含糖食品都丟棄與送人了，並且會為自己物色一雙合適的慢跑鞋，也決心不再訂購啤酒。有些人甚至會直接為自己設定一個起始日，從那天開始確切執行。

四、**行動期**：在行動期中的你開始執行！你開始去慢跑或是參加健身房，為自己準備低碳水化合物的晚餐，停止早餐以進行間歇性斷食，或是晚餐時不再搭配啤酒。

**五、維持期**：進入這個階段意味著你持續不斷地在慢跑，每天的飲食內也不再含有碳水化合物。你會規律地運動、不再喝酒也不再抽菸，並意圖永久保持這個狀態。五階段中，最困難的並不是第四階段的行動期，而是第五階段的維持期。許多人都在維持期中遇到了挫敗，因為大多數的人認為，只要繼續使用前一階段的策略就能夠繼續保持良好的行為習慣。這並不管用。想要永久維持良好的行為習慣，你需要不同的策略，需要新的人生態度和信念。只要在你的心中有絲毫懷疑，懷疑新的行為習慣是否真的好過於你舊的行為習慣，那下一次遇到壓力時，就很難再激勵你套上慢跑鞋繼續去慢跑。請盡可能頻繁地提醒自己，新的行為習慣對自己有哪些益處，能夠有效幫助你形成新的信念。請妥善利用所有你不需要全神貫注的空檔時間來加強新信念的形成，例如搭捷運通勤時或是開車上下班的時候。[79]

五階段行為習慣的養成不需要貪快，請在每一階段都確實執行到位後，再移動到下一階段。如果偶爾發生你不小心退回到先前的階段、甚至是好幾個階段之前，這都是很正常的情況，請不要擔心，再重新開始先前的階段就好。

最後你終究會達到衝刺期，此時的你已經養成了新的行為習慣，並深深感受到良好行為習慣的益處。身體迫切的運動需求會鼓舞你早起出門慢跑，身體絕佳的平衡狀態會讓你只想吃健康的蔬菜和肉類食品，自動摒棄其餘的食物來源。體內不再存有碳水化合物，而是良好的脂肪，讓你不再容易感受到飢腸轆轆。這就代表你辦到了，你已經讓新的行為習慣成為大腦自動化程式的一部分！我們每個人都能做到這種改變！你絕對可以辦到！

# 成功的自我療癒離你不遠了！

藥物無法真正治癒疾病，頂多只能抑制疾病在人體產生的症狀。精神科的用藥不僅會讓病患過於依賴藥物，以長遠的影響來看，更會提高病患往後中風與罹癌的風險，而且精神科用藥的治療功效仍有諸多地方有待證實。同樣地，長期服用止痛藥也會導致病人產生藥劑依賴並導致憂鬱症。然而，人類的大腦本來就具備自我療癒的功能，只要你願意給予大腦所需要的物質（足夠營養素、運動、放鬆愉快的思想），並且摒棄大腦不需要的物質（碳水化合物、酒精與藥物），便能成功做到。

第70個建議

# 了解心理疾病等同身體疾病

心理疾病經常被視為人經歷創傷後的連帶影響，因而導致某些行為上的改變或是有不同的體驗。心理疾病患者的思考與感受都與常人不同，對於身邊的人與周圍事物的感受也異於常人，因此更飽受負面的自我觀感所苦。這不僅影響患者與家人的日常生活，也使患者在交友與工作上屢屢碰壁。醫學上多以心理諮商搭配藥物來進行治療，然而這並不代表病人會痊癒。時下的醫學研究已經進步許多，研究指出心理疾病也是源於發炎反應與身體新陳代謝受阻，只要補充正確的營養素、運動、冥想、摒棄碳水化合物的攝取，心理疾病就有痊癒的機會。

最新的科學研究結果已經不再區分心理或是人體。研究人員在憂鬱症、思覺失調症、亞斯伯格症或自閉症患者的腦內都發現了發炎反應的跡象。此外，多數患者同時有新陳代謝受阻、部分大腦訊息傳導物質不足或製造過多的情況。他們大腦內的腦神經元連結通常相當鬆散，換句話說，現代科學儀器能實際檢測到他們的大腦確實不健康。要治療這樣的病徵不該使用抗精神病藥物，更不該是心理諮商。在上述的某些大腦病況之下，心理諮商可能反而會加重患者的痛苦，尤其是患者發現自己無法將諮商時獲得的認知實際運用在自己身上，又或是在諮商時必須再次回憶起曾經歷的負面創傷經驗。

如離婚、職場霸凌、照顧慢性疾病的小孩或是父母的創傷經驗，都會造成一個人身心相當大的負擔。在這樣的壓力之下，大腦需要更多的營養素，特別是蛋白質、鎂、鋅、維他命B群與維他命C。缺乏這些營養元素會使免疫系統負擔更大，無可避免導致慢性發炎以及必要神經傳導物質的合成不足，例如血清素與多巴胺。這會使病人情緒低落、生活與工作不再有動力，病患可能無精打采、麻木無感，也可能產生極端的攻擊行為。若是整個人開始容易懼怕，是因為大腦內的生物化學元素逐漸失控。根據世界衛生組織粗略地估計，全球約有三億人罹患不同輕重的憂鬱症，大約有兩千一百萬人有思覺失調症。有罹患上述疾病風險的人，需要趕快找專業醫生檢查自己的營養攝取狀況，而不是找醫生開抗精神病藥物的處方籤。

每當我想到此時有上百萬人正飽受心理疾病的摧殘，背脊不禁冒出一陣冷汗。這些人大可不需要走這麼多冤枉路，因為這些研究結果早在多年前就已經再醫學界發表，所有學界人士都知道運動與充足營養能治癒心理疾病，也知曉如何檢測並確實補充，大家都心知肚明發炎反應是如何形成、又該如何使它們消失。可惜現行的心理諮商師並不知道這些新知，即便在大學裡也不會教授這些知識。既然如此，為何我會如此深入這些心理問題呢？這是因為我幫助了這些病患，而他們最終痊癒了。進行血液分析、改善胺基酸與各種維他命濃度就像是重新建立了一套有效的免疫系統，這就是我治療病患的所有秘訣，而這個方法也適用於心理疾病。這個醫療方法每個人都可以輕鬆地複製：到最近的醫療院所做血液檢查，補足缺乏的營養素，最後不要忘記規律運動與冥想。

# 第71個建議
# 了解抗精神病藥物治標不治本

憂鬱症、情緒兩極症、恐慌症、注意力不足過動症等等，每一項精神疾病都與大腦內相對應的新陳代謝運作受阻有關。抗精神病藥物的作用並不是讓這些受阻的運作流程回復正常，而是蠻橫地擺弄循環運作，企圖左右最終的結果。這就是藥劑只能治標卻不能治本的原因。在些許特殊案例中，服用這些藥劑甚至只會使病況劇烈惡化。遵照醫師指示按時服藥，這的確能減輕病徵沒有錯，然而你不該養成長期依賴藥物的習慣。抗精神病藥物通常有體重增加的副作用，長期下來又會使產生憂鬱症的大腦形成更多發炎反應，變成惡性循環。過重會增加罹患糖尿病的風險，而且糖尿病常伴隨發生阿茲海默症。除此之外，過重也會增加病人罹患心血管疾病與各類癌症的風險。

每一種疾病都有醫學指南可以參考，臨床治療的精神科醫師都會以這項指南為依歸來進行治療與說明。根據醫學指南的治療步驟，精神科醫師不應該給輕微症狀的憂鬱症患者任何抗精神病藥物處方，中度憂鬱症患者則可以開立藥方。遺憾的是，多數的投藥結果並不理想。根據統計資料顯示，僅約百分之三十五的中度憂鬱症患者在服藥後改善了病況，然而所有患者都在服藥過後產生不同程度的副作用。以對照組來比較可以清楚呈現出對比：在統計中，服用安慰劑的憂鬱症患者中，有百分之三十的病患覺得病況好轉，而且安慰劑沒有產生任何副作用。針對重度憂鬱症患者，醫生必須依照醫學指南開立抗憂鬱藥劑給患者服用。我也贊同這個治療決定，唯一需要補充的是：處方籤時間越短越好！

為何在實驗證實安慰劑與抗精神病藥物的療效不分軒輊之後，精神科醫師仍舊選擇開立大量有副作用的抗精神病藥物給中度憂鬱症病患呢？前萊比錫大學醫學院附設醫院的精神科主任安格邁爾教授（Prof. Angermeyer）點出了這個問題的癥結處，他告訴了我們一個令人驚訝的事實：「這個富有爭議的科學研究並沒有被真正地完全公開發表。確切地說：美國食品藥品監督管理局（FDA），即最高的藥品管理機關總共收到三十七份抗精神病藥物有正面治療效果的研究報告，然而同時也有三十三份藥物帶來負面效果，或是對藥物治療效果存疑的研究報告。最終三十七份正面治療效果的研究報告中，有三十六份被公開發表在科學研究期刊上；然而三十三份負面治療效果的研究報告中僅有三份被公開發表。」於是，在醫學界與一般大眾的觀感中，形成了抗精神病藥物比較有效的扭曲印象。

多數的抗精神病藥物主要是針對突觸間隙中的神經傳導物質血清素來產生作用，它們稱作「選擇性血清素回收抑制劑」（Serotonin - Wiederaufnahmehemmer, SSRI）。這個藥物的作用機制是透過突觸間隙聚集血清素，原理是藉由腦神經元感受到大腦內有更多的血清素，來提升病人的情緒。然而，選擇性血清素回收抑制劑無法真的增加血清素濃度，它只是阻止血清素進入腦神經元而已，因為這些血清素受到藥劑影響都卡在突觸的間隙中過不去。這時腦神經元內原有的血清素仍不停地再消耗，這也是血清素必須進入腦神經元的原因，它在腦神經元內也有重要的功能。藥劑僅是操弄了血清素的循環運作程序，並不能真正改善血清素的代謝狀態。相反地，若是服用色胺酸來改善代謝狀態，就能以自然的方式提高大腦內血清素的濃度，因為色胺酸正是血清素的主要製造原料。要讓色胺酸順利合成為血清素，輔助的必要營養元素也缺一不可：葉酸、鐵、維他命$B_3$、鈣、鋅、維他命$B_6$、鎂與維他命C。此外，維他命D能提高血清素的合成效率，omega–3 脂肪酸則能大量提高血清素接受器的敏感度。這些營養元素都能有效增加神經傳導物質在大腦內的濃度。

再者，抗精神病藥物通常不僅會使血清素聚積於大腦內的突觸間隙，更會影響腸道運作，因為人類的血清素有百分之九十五存在於腸道裡。某些特定的腸道細胞會吸收色胺酸並且自行製造血清素，血清素生成後再游離到其他細胞裡。它的另一個重要功能就是控制腸道蠕動，負責推進糞便到直腸出口，因此服用色胺酸也能改善便祕。然而選擇性血清素回收抑制劑卻會危害這個系統，因為它的藥效並不只限於腦神經細胞的蛋白質傳輸而已，也會阻塞腸道細胞的蛋白質傳輸。在你吃下選擇性血清素回收抑制劑時，也葬送了腸道細胞的部分活動力。更甚者，至今沒有任何醫學實驗證明，口服藥劑最終真的抵達了人體的大腦並發揮該有的藥效。很可能這份口服藥劑全部都只存留在腸道內，然後發揮阻塞傳輸效果塞住了腸道。[80]

苯二氮平類的安眠鎮定劑也是抗精神病藥物的其中一種，但是它的藥效形成方式和選擇性血清素回收抑制劑截然不同。苯二氮平雖然會影響腦神經傳導物質的循環代謝，但不是在突觸的地方下手。它會與γ-氨基丁酸接收器連結在一起，以此誘騙腦神經元，讓腦神經元誤以為大腦內的γ-氨基丁酸濃度大幅提高了。γ-氨基丁酸是能發揮鎮靜功效的重要神經傳導物質之一。苯二氮平因此能夠達到放鬆病人、減輕病人焦慮和攻擊性的作用。更重要的是，苯二氮平會引發睡意，所以也常作為放鬆劑、鎮定劑使用。這個藥物不僅會改變神經傳導物質的循環代謝方式，也會影響大腦內夜間的清潔系統。一般而言，夜間大腦的有害老廢物質會經由膠質淋巴系統清理出去，特別是$\beta$類澱粉蛋白這類物質。苯二氮平卻會抑制這種清理行為，因此服用苯二氮平會提高罹患阿茲海默症與其他腦神經退化疾病的風險。

苯二氮平藥劑常見於初期的憂鬱症、睡眠障礙、恐慌症、焦慮的藥單之中，還有開刀前的麻醉藥劑選項、癲癇和更多類似的腦部慢性病的藥單中。不管如何，這個藥劑無法提高$\gamma$-氨基丁酸的濃度，嚴格來講大腦內的問題並沒有被解決。不過，$\gamma$-氨基丁酸能直接透過口服營養劑來補充，多數的情況下應該在夜間攝取以幫助改善夜晚的睡眠品質，如果白天的時候補充$\gamma$-氨基丁酸則會產生鎮定的效果。但是服用$\gamma$-氨基丁酸補充劑之後，有多少成分能夠穿過腸胃抵達大腦，則是因人而異。如果服用之後沒有明顯改善，可以嘗試補充麩胺酸，並配合鎂、鋅和維他命$B_6$當作輔助營養素。麩胺酸是$\gamma$-氨基丁酸的主要組成，而其他的礦物質與維他命則是生產天然鎮靜劑不可或缺的原料，這些元素料能夠幫助$\gamma$-氨基丁酸直接在大腦裡生產。除此之外，胺基酸類的牛磺酸也能帶來鎮定效果，因為它的作用就和苯二氮平一樣，會將$\gamma$-氨基丁酸的接受器抓在一起。然而與苯二氮平相比，牛磺酸並不具有任何危害大腦的副作用。

第72個建議

# 小心血清素症候群

血清素症候群是在使用血清素類藥物或是物質後可能出現的症狀，通常是因為突觸間隙的血清素濃度突然升高的關係。症狀可以從輕微到嚴重，譬如心跳加快、激進亢奮、緊張，患者有時會連續做惡夢，最嚴重的情況會導致患者死亡。血清素症候群並不是一種疾病，而是某些特定藥物誘發的症狀，這特別容易發生在服用藥物後又服用了會交互影響血清素循環代謝的其他物質。

血清素症候群一般發作於同時使用二種或二種以上的血清素類藥物或物質。這類藥物包括選擇性血清素回收抑制劑、正腎上腺素與血清回收抑制劑、血清素和去甲腎上腺素再攝取抑制劑、單胺氧化酶抑制劑，以及三環類抗抑鬱藥，這些藥物的共同特色就是會提高大腦內的血清素濃度。值得注意的是，天然物質如貫葉金絲桃與色胺酸也有相同的效果。如果攝取天然食材之後才併發血清素症候群的話，其實是個奇妙的現象。怎麼說呢？因為它證實了病患不需要服藥，色胺酸和其他天然食材也能夠提高血清素的濃度。換句話說，這些食材就是天然的抗憂鬱劑。但是醫生並沒有告訴患者這些食物是天然的抗憂鬱劑，反而是指著它們嚴正警告千萬不能吃！要病患最好相信藥劑的效果。

這些藥劑的效果不外乎就是阻塞住血清素，使其無法運送到細胞內部，並藉此欺騙突觸說附近的血清素濃度已經提高了而已。原理是因為血清素是訊息傳導物質的一種，能夠主宰情緒、痛楚、記憶力與睡眠甦醒週期。缺少血清素的大腦會產生許多不同症狀，所以透過藥劑讓腦神經元誤以為現在的血清素濃度很高。然而實際上完全沒有改變，這單純只是藥劑對大腦的詐騙。危險的是，一旦藥劑的影響力意外和其他物質起了交互作用，這股力量會超出大腦能承受的範圍。大腦可能會對此有劇烈的反應，例如連夜惡夢、內心緊張、過高的心跳頻率、呼吸急促、噁心暈眩、嘔吐、腹瀉、偏頭痛、肌肉抽蓄、盜汗、精神幻覺、四肢不協調、意識不清以及注意力渙散，更甚者肌肉會麻木癱瘓，再嚴重一點的症狀甚至會在數小時內導致病患死亡。為了避免血清素症狀的發生，許多醫生都會警告千萬不可以同時施打安非他命和古柯鹼，因為這兩種物質都會影響血清素的循環代謝。此外，相當普遍的止痛藥物翠普登

（Triptane）也對血清素的濃度有相當程度的影響力。許多服用抗憂鬱症藥劑的病患經常忽略，合併服用這類止痛劑的藥物會讓血清素濃度升高到相當危險的程度。

不要一起服用某些藥劑，以避免產生不可預期的效用，這樣的警語相當合理。然而病人同樣也會被警告不可以吃任何有色胺酸、鋰分子與貫葉金絲桃的天然食物！原因是這些天然的食物會提高病人的血清素濃度。為了抑制這種不小心吃入天然血清素濃度增高食物的情況，醫生會開一種叫做景普朗（Citalopram）的藥劑，它經常會產生體重增加的副作用，增加幅度約是六個月內可增胖三十公斤，這又會間接提高血清素的濃度。與此同時，醫生還會警告病患千萬不可以吃一種完全不需要處方籤就可以獲得的天然食物，也就是胺基酸。因為——哦，這甚至是製藥大廠證實過的——它能夠毫不費力的達成病人需要的理想效果。

總而言之，天然的色胺酸都被貼上警告標籤千萬不能碰，但是人造的化學藥劑、景普朗和其他抗精神病藥物的各種副作用卻省略不提。

請記住上述內容最重要的一點：你不需要服用任何抗精神病藥物來提高你的血清素濃度。你完全可以透過自然的方式來攝取它們，就是補充色胺酸以及所有的礦物質元素、包含製造血清素需要的各種維他命。請對你手上的藥物保持懷疑的態度，我們在接下來的章節會更詳盡地一一解釋。

第73個建議

# 了解如何正確停用抗精神病藥物

症狀危急時，短期使用抗精神病藥物當然沒有問題，然而長久而言，單是服用抗精神病藥物並不能治癒精神疾病。隨著病患依賴藥物的時間越久，副作用就越大，然而藥效卻不會隨著時間一起增強。許多抗精神病藥物處方籤都有體重增加的副作用，長時間下來會增加罹患心血管疾病、糖尿病、阿茲海默症以及各式癌症的風險。然而想要停止使用抗精神病藥物必須注意一件事，那就是停藥症候群。無奈有些精神科醫師與病患會將之與舊病復發搞混，反而開出更高劑量的處方籤。

停用抗精神病藥物不是說停就停，必須遵照正確的流程，先循序漸進地減輕藥量，進行數週之後才能完全停藥。這段期間的藥量更需要配合病患的情況逐漸減低，停藥症候群在這個過程中就很有可能發作。典型的症狀包括焦躁、睡眠障礙、心律不整、頭痛、易怒及情緒不穩、類流感症狀、消化問題、嚴重冒汗，甚至出現類似抑鬱傾向等較嚴重的生理反應，這些症狀幾乎和戒酒或是戒毒的病患一模一樣。

這些藥物會影響大腦的循環代謝，一旦縮減藥量，大腦內的循環代謝系統就需要一段時間重新適應。同時，因為這些藥物從未真正改善疾病形成的真正成因，即大腦內的發炎反應、營養失衡與循環代謝問題，因此想要停用抗精神病藥物時，請立刻採取所有必要的行動來改善這些根本的問題。換句話說，在停藥之前，最好先檢查血液狀況確認缺少的營養元素，並嚴格執行零碳水化合物的飲食、規律運動與練習思考，唯有如此才能有效降低大腦內部的發炎反應。當人體攝取了較多的葉酸與維他命 $B_{12}$ 時，會提高選擇性血清素回收抑制劑與其他抗憂鬱藥物的藥效，因此請務必根據血液檢查結果來調整維他命 B 群的正確攝取量，並嘗試找出能與之配合的最低量選擇性血清素回收抑制劑。

多數的三環類抗抑鬱藥會抑制吸收輔酶 $Q_{10}$ 的程度，酶是人體製造能量的必須原料之一，若體內的酶因此減少，所有的身體循環代謝都會受到影響，畢竟要保持正常的循環功能就需要同等的能量。所以病患在服用有這類抗憂鬱藥劑時，應該額外補充足夠的輔酶 $Q_{10}$，當它充足時便能有效減輕病患停用這類藥物時的不適。

如果人體攝取了較多的 omega–3 脂肪酸、鎂或者是鋅，便會提高中樞神經興奮劑的藥效。因此在停用這類藥劑之前，必須確保體內有足夠的 omega–3 脂肪酸與其他所需的維他命、礦物質、胺基酸。

最後，只要你仍然正在服用任何的抗精神病藥物，請絕對不要擅自添加左旋色胺酸的攝取，因為它會促進血清素的循環代謝。唯有完全停用精神病藥物時，才能藉由補充它來平衡缺乏的血清素數量。

### 實用建議：平衡使用抗精神病藥物的情況

- 將停止用藥對你的好處寫下來或是畫出來。
- 詳列一張清單，寫下停藥能帶給你的正面影響。
- 每當在停用抗精神病藥物劑過程中或是停藥之後出現困難時，請拿出這張清單，再閱讀一次停藥會對你有什麼好處。

第74個建議

# 認識止痛藥及其副作用

疼痛百百種，不管是頭痛和偏頭痛、經期疼痛、巴金森氏症所常經歷的肌肉以及關節疼痛，每個人都曾有過身體疼痛的經驗，長期慢性疼痛疼痛更會引起其他的健康問題。疼痛時體內的壓力荷爾蒙濃度會開始升高，長時間下來逐漸升高的慢性壓力荷爾蒙濃度又會攻擊腦神經元。服用止痛劑雖然能帶來短時間的舒緩，卻會為身體帶來危險的副作用。如今你可以透過天然的方式、補充營養元素來幫助減緩疼痛。

布洛芬、阿斯匹靈以及待克菲那都屬於非類固醇消炎藥的一種，這些藥劑的共同特色是會抑制特定的酶，後果即導致無法形成特定的細胞組織荷爾蒙。這意味著雖然減輕了疼痛，卻沒有解決造成疼痛的根本問題。除此之外，這些止痛藥還引起了新的問題。因為這些藥劑會抑制胃粘膜的形成，但是人體的胃壁便是藉由胃粘膜來免受強烈胃酸的影響。開始服用這類止痛劑之後，人體的腸胃道功能變差，消化功能開始下降。如前所述，健康的消化系統對大腦健康有著舉足輕重的影響力，因此造成腸胃傷害的藥劑同樣會傷害大腦。持續服用這些藥物更會導致血壓升高，於是增加了中風或是罹患其他心血管疾病的風險。服痛的頻率越高，罹病的風險就更大，尤其是長期服用這類藥物的人，更要注意其對身體和大腦帶來的健康風險。[81]

鴉片也是止痛劑的其中一種，美國與加拿大地區曾經發生過鴉片類藥物氾濫的健康災難。數百萬的人因此出現鴉片成癮症狀，每日有近一百五十位美國國民死於鴉片過量。多數的成癮患者都是非法取得含有鴉片止痛劑的處方籤，成癮的患者不乏為人父母者、青少年、公司經理人、一般職員、科學家等等，當時這場健康災難幾乎席捲美國各個社會階層。德國現在正面臨著同樣的處境，因為含有鴉片成分的止痛劑處方籤越來越容易取得。如今德國境內平均每人每年所消耗的鴉片類止痛劑數量，已經跟當時的美國不相上下。[82]

鴉片能夠抑制巨大的疼痛感，然而藥效也會誘發一種病態的身心狀態——欣快感。人體在欣快感之下會出現誇張的愉悅感，並且會異常興奮。因為這類的止痛藥加強了大腦的新陳代謝，因此讓大腦感到更幸福，這就是鴉片成癮的原因。當人們因為疼痛而得到鴉片類止痛劑，卻在體驗過止痛以外的愉悅副作用之後，就再也離不開這股快感了。鴉片成癮並不單純是心理上的成癮而已，使用超過一週以上的鴉片止痛劑後就會造成身體出現成癮症狀。鴉片會改變人體內許多重要神經傳導物質的合成與運作功能，這些神經傳導物質會開始在大腦內搜尋鴉片，好讓疼痛得到舒緩、大腦開始放鬆、欣快感慢慢浮現。再經過稍長的使用時間後，大腦會開始減少自體鴉片的生產，原本自產來讓人體舒適與心理平衡的鴉片就此停止運作。這時只要病人嘗試停用鴉片類止痛劑，就會掉入無底的情緒深淵。因此，有鑒於鴉片類止痛藥在短時間內就能改變神經傳導物質合成，可以想見長期使用這類止痛劑的憂鬱症風險有多大。一般而言，停用鴉片類止痛劑後的大腦循環運作便會慢慢回復到原先的平衡狀態，恢復期大約是幾週到幾個月。試想你是否願意為了一時快感，之後過上幾週到幾個月毫無樂趣與精力的日子。

長期服用鴉片類止痛藥的副作用還有睪固酮濃度下降。超低量的睪固酮濃度代表長時間的疲勞、興趣缺缺、憂鬱症、熱潮與夜間盜汗。睪固酮濃度長期低迷的後果，對男性而言就是骨質疏鬆、貧血以及肌肉退化；對女性而言則是月經週期經常混亂。除此之外，長期下來不論男女都會變得毫無性欲。為了補償睪固酮缺乏而產生負面感覺，這幾百萬長期服用止痛藥的人於是又想盡辦法增加自己的止痛藥劑量。

但是，現在你可以透過天然的方式來根除疼痛——你所需要的只是多喝水、補充營養素、多運動以及改變思考方式。水能夠減緩疼痛感，因為多數疼痛的原因就是身體缺水，身體脫水時會啟動神經傳導物質之一的組織胺，它會改變身體的水量分配，最需要水分的器官通常會分到最多的水。組織胺會啟動特殊的神經細胞，讓神經細胞接管重新分配水量的任務，它們同時也掌管了疼痛感。當這些細胞擔任重新配水的任務後，也會同時形成疼痛感。所以，當你下次感覺疼痛時，請喝五百毫升到一公升的水來試著緩解這個情況。

除了缺水會造成疼痛之外，慢性發炎反應也會導致疼痛，因此請試著執行零碳水化合物飲食、補充缺少的營養素、勤做運動以及執行間歇性斷食，並且補充足夠的睡眠。omega-3 脂肪酸是最好的抗發炎營養素；多餘的脂肪酸正好能稀釋血液，減輕疼痛。礦物質鎂能促進肌肉放鬆、血液循環，並且確保重要的營養素順利抵達各個身體細胞，因此與能緩解疼痛。缺乏維他命C會導致肌肉與關節疼痛，尤其是脊椎。根據研究顯示，長期有慢性疼痛的病患可以透過規律攝取維他命C得到大幅度的改善，即便是因癌症而產生的疼痛感也能得到舒緩。維他命C之所以能夠發揮如此強大的止痛效果，是因為它正是人體自體鴉片合成的主要元素之一。[83]有了足夠的維他命C，人體根本不需要任何的鴉片類止痛劑來讓大腦感到愉快，因為人體自己就能合成鴉片。

缺乏維他命C又稱為水手病。你以為只有十八世紀的水手才會罹患這種疾病嗎？這個疾病是當時的航海員因為身體嚴重缺乏維他命C產生病狀而得名。遺憾的是，至今為止對於人體是否重度缺乏維他命C的標準，仍舊經常因情況而有不同的判斷。維他命C缺乏的嚴重程度可以分成幾個不同等級，根據我自己的判斷，幾乎每個人缺乏的程度都不一樣，而且不是只缺少幾公克而已。由於現代的蔬果必須經由長程運輸才能從產地運到人口密集的居住地，所以許多原本含有的維他命C已在過程中損耗殆盡。其中一個富含維他命C的食物就是肝臟，然而現在卻很少有人在吃。

每個人都有過背部疼痛的經驗。多數的醫生會替背痛的病人開立止痛藥，並且將之轉診給物理治療師。這些方法短期內都能夠舒緩疼痛，然而真正能針對疼痛治標又治本的方法其實是重量訓練，而重量訓練必須規律且循序漸進開始練起。短暫幾週的物理治療雖然能產生些許作用，但長期上並不能根治；反之規律的重量與伸展訓練能有效減緩肌肉疼痛，而且是一輩子都有效。除此之外，慢跑也有相當的療效。請試試這些方法，並找出最適合自己的規律訓練方式！

## 實用建議：如何治療疼痛

- 針對急性劇烈的疼痛：
  - 多喝水。
  - 運動。
  - 每小時補充一公克的維他命C，直到達到每日最高劑量十公克或是開始腹瀉為止。
  - 慢慢補充礦物質鎂，直到達到每日最高劑量四百毫克為止或是開始腹瀉為止。
- 每日補充攝取下列營養素可幫助預防疼痛復發：
  - 一至三公克維他命C。
  - 六公克 omega-3 脂肪酸。
  - 盡量補充水分。
  - 四百毫克礦物質鎂。

# 第75個建議
# 了解為何製藥產業對多發性硬化症、巴金森氏症與失智症束手無策

面對神經衰退類型的腦部疾病，各個製藥大廠束手無策。雖然它們仍舊製造出不少能夠減輕症狀的藥物，然而卻沒有一樣能真正治癒這類疾病，因為最終的病根仍舊沒有解決：發炎反應。這個病灶是粒線體集體罷工的結果，因為人類除了長期缺乏正確的營養素和運動之外，還攝取了大量的有毒物質，例如碳水化合物。

巴金森氏症患者腦內原本負責合成多巴胺的神經元逐漸死亡，使他們的的大腦處處呈現缺乏多巴胺的現象。傳統醫學上多半會以左旋多巴來治療。左旋多巴是多巴胺的前導物質，使用它是因為多巴胺本身無法穿越血腦屏障。左旋多巴在腦內轉換後可以形成多巴胺，進而能達到治療效果，因此通常能有效改善巴金森氏症症狀，可惜效果並不持久。因為左旋多巴胺同時也會減低大腦內部重要營養元素的濃度，例如色胺

酸以及酪氨酸。長期下來會對血清素合成產生負面的影響，病人的情緒因而一落千丈。除此之外，長期攝取左旋多巴會減少大腦分子所含的硫磺數量，而硫磺是合成最重要抗氧化壓力元素的穀胱甘肽的必要原料之一。

其他常用於治療巴金森氏症的藥物，主要作用不外乎是阻礙腦部分解多巴胺以延長它的效用。一般而言，這類型的藥劑只會開立給七十歲以上的患者使用，因為這類型的藥物會產生其他行為副作用，而且還有藥效波動的問題。醫生一般會為七十歲以下的病患開立其他人工製造的類多巴胺藥劑，使其直接通過血腦屏障產生藥效。然而類多巴胺藥劑經常有較為強烈的副作用，例如下肢水腫、便祕、無預警昏睡、暈眩以及噁心感。年紀大的病人相比年輕的病人，在使用這類藥物時更容易出現幻覺或是意識混亂、強迫症異常行為的副作用。況且，不論是哪一種現行藥物，最終都無法根治這類腦神經衰退疾病的成因：發炎反應以及大腦失衡的循環代謝，服用再多的藥物也阻擋不了腦內的神經元越來越快的死亡速度。畢竟這些藥物的目的都不在於提高穀胱甘肽的合成效率，而穀胱甘肽才是那個能夠發揮強大抗氧化效用、保護腦神經元不再繼續減少的重要元素。病人在缺乏運動的狀態之下，不再產生新的腦神經元，既存的腦神經元也無法接手老舊腦神經元的工作。更糟糕的是，這些抗巴金森氏症的藥劑對提升大腦內維他命D的濃度一點幫助也沒有，如果能至少擁有足夠維他命 D的話，還能幫忙提升多巴胺的產量。然而，現在只要改變生活型態，就能夠改善並有效停止病況惡化。

藥物對多發性硬化症的幫助一樣不大，藥物的效果同樣只限於消除症狀。一旦急性症狀發作，一般只能給予可體松加以治療或進行血液透析來抑制。可體松能夠在體內再轉化為皮質醇，並縮短多發性硬化症的發作期。然而人體也能夠自行製造皮質醇這個壓力荷爾蒙，它不但會改變人體許多循環代謝，其存在對身體其實是莫大的危險。透過口服攝取人工合成的可體松，會使身體被迫轉換成壓力狀態，這正是因此能夠抑制病症的原因，因為它會對大腦的免疫系統下指令。大腦內高濃度的可體松會使免疫系統放棄抵抗，瞬間繳械投降。一旦大腦內不再有活動的免疫細胞，髓鞘層就不會被自體免疫系統攻擊了。可是這並沒有改善患者大腦內失序的免疫系統，免疫系統只是暫停運行而已，更多的循環運作仍舊陸續脫軌：紅血球的數量開始降低、引發大腦細胞與身體內血液載氧量下降。血糖濃度飆高，自由基開始活躍攻擊大腦細胞與其中的粒線體。體內脂肪與蛋白質轉換開始失靈。你可以想見，長期下來可體松只會讓多發性硬化症患者的身體越來越糟。

血液透析即所謂的血漿置換術引起的副作用比較少。某些特定的免疫球蛋白才是多發性硬化症發作的元凶，血液透析能有效將這些特定免疫球蛋白從血液中過濾出去。然而，只要病人的免疫系統仍舊必須對抗人類皰疹病毒第四型、不足的維他命D濃度、腸道微生物群系以及缺乏必須營養素的一天，那麼身體就會繼續不停製造出這些會引起發炎，並且攻擊髓鞘層的免疫球蛋白出來。

多發性硬化症患者的基礎治療方針，不外乎是降低急性發作的頻率、延長發作與發作之間的時間以及減輕病情惡化。儘管如此，基礎治療方針並不會讓殘缺的腦神經好起來，只能穩定病情穩定而已。然而，現在有機會讓腦神經痊癒了！一般傳統學給予多發性硬化病患的藥物，不是意在改變免疫系統反應（免疫系統調節器），就是用來抑制免疫系統的活動力（免疫系統抑制）。然而這些藥劑和病因一點關係也沒有，它們才不管為什麼免疫系統的自動反應不靈光，其中最糟糕的莫過於藥劑會損害整個免疫系統，讓患者更虛弱、更容易感染其他病毒。就算病患沒有因此感染新的病毒，原本患者體內就存在的人類皰疹病毒第四型，也會因為免疫系統全面關閉而開始活躍起來。

在面對另一個腦神經元衰退疾病阿茲海默症時，製藥大廠的表現也是一樣令人失望。雖然藥廠研發出了一些藥劑來減輕症狀，但就如同前述藥劑，只管治病徵，不管治癒病人。其中一項常用於治療阿茲海默症疾病的藥劑，藥效是封鎖特定的酶生成，這項酶是用來分解神經傳導物質乙醯膽鹼。目的是為了要提高病患腦內濃度相當低迷的乙醯膽鹼濃度，如此一來，阿茲海默症患者的認知能力就能稍微改善。另一項普遍使用的藥劑則是用來阻止麩胺酸基形成，因為高濃度的麩胺酸基會傷害腦神經元，而阿茲海默症患者腦內的麩胺酸基濃度過高。你可以發現，所有藥劑研發出來的功效就是擺弄大腦內部其中一項循環代謝運作。然而阿茲海默症的形成卻不只是和單一循環代謝有關，而是由許多不同循環失靈累積而成，而每個患者罹病的原因都不盡相同。只要大腦內繼續存在胰島素抵抗、過多的氧化壓力、過多的糖化終產物；只要神經膠質細胞繼續受到發炎反應攻擊，導致β類澱粉蛋白無法在大腦夜間大掃除中消滅，而粒線體也不再反應，那麼藥劑就無法改變什麼，病症只會繼續惡化。但是，只要病人開始改變生活方式，就可以讓大腦內的循環回歸自然的平衡狀態，便能達到痊癒的最終目的。

第76個建議

# 認識阿茲海默症，它並非無藥可救

最新的科學研究與治療成果一再顯示，醫學界必須重新檢視阿茲海默症。它並不只是單純的腦神經元退化疾病，而是包含了不同成因的多重循環代謝失調疾病。醫生可以在每個罹患阿茲海默症病人的身上，輕易檢查出和其他病人不同的失常症狀。這就是為什麼至今所有用來治療阿茲海默症的藥物都不太成功的原因，因為這些藥劑都只針對單項循環代謝失常來研發。這些證據和結果都增強了自然飲食、運動與改變思考方式的說服力，因為透過改變這些生活型態，可以讓人體內的循環代謝能夠自然恢復到健康平衡的狀態。

檢查阿茲海默症與失智症患者的血液，可以清楚判斷人體循環代謝失常的原因，血液檢查更能在疾病初期症狀發生之前，早一步判斷出發病的預兆。這些常見的判斷指標就是：血脂濃度異常（三酸甘油脂、低密度脂蛋白、高密度脂蛋白與氧化低密度脂蛋白）、血糖與糖化血紅素過高、皮質醇過高、甲狀腺激素過高（促甲狀腺激素、游離三碘甲狀腺素、游離四碘甲狀腺素）以及發炎反應標記物過多，例如高敏感度C-反應蛋白、介白素-6、腫瘤壞死因子。另外，經常性缺乏綜合維他命B、礦物質鐵、硒、錳、鋅與肉鹼也是常見的發炎因素。阿茲海默症患者的血液檢查中除了有上述的失衡狀態之外，也經常發現帶有人類皰疹病毒第四型或者其他皰疹病毒在內。想知道自己的血液是否含有這些常見的發炎因素，只需要到血液檢查中心抽血檢查即可。執行零碳水化合物飲食以及保持規律的運動習慣，就可以輕鬆避免血液內存在過多的不健康血脂、血糖與糖化血紅素，其他的發炎反應同樣也可以透過零碳水化合物飲食、規律運動與補充缺乏的營養素而獲得大幅改善。[84]

著名的醫學期刊《刺胳針》（*The Lancet*）在二〇一七年曾刊登一份研究報告，研究中將阿茲海默症病患隨機分成兩組。第一組受試者每天都會得到必須補充的營養素，並持續二十四個月之久。這些營養素包含 omega–3 脂肪酸、維他命$B_{12}$、$B_6$、維他命C、維他命E、葉酸、硒以及膽鹼和單磷酸尿苷。第二組受試者則在實驗期間得到安慰劑，同樣為期二十四個月之久。實驗結果證明，第一組受試者的健康狀況比安慰劑組別的受試者明顯改善許多。除此之外，第一組受試者的認知能力與測試之前相比只有些微的退步，患者日常的生活自理能力明顯提高、海馬迴的神經元退化程度明顯趨緩。[85]另外一項實驗更擴大實驗樣本，總共有一千兩百六十位初期失智症患者參加這項實驗，受試者在實驗期間大量減少了糖分的攝取。實驗結果顯示，受試者的健康狀態在減糖後獲得大幅改善。採取地中海式的飲食方法，即每週兩次以魚肉作為主餐，加上每週三次每次十五分鐘的記憶力訓練、每週多次的重訓與體操，同樣也能改善失智症患者的健康狀態。[86]

除了補充所需營養素之外，攝取高劑量的維他命C也有助於改善症狀。尤其是海馬迴能夠不受氧化壓力影響，進而延長壽命。礦物質鎂同樣對阿茲海默症患者相當重要，因為它能夠阻止海馬迴內的細胞形成細菌膜。

世界衛生組織建議現代人多進行身體活動，以預防阿茲海默症與其他的腦神經退化疾病，以及改善已形成的阿茲海默症症狀。根據世界衛生組織的建議，耐力訓練能針對此疾病達到最佳的改善效果，重量訓練一樣能發揮類似功效。不過世界衛生組織也是一個通曉人性的組織，它解釋道，如果寒冬中的跑道過於潮濕、天氣過於酷寒，也可以改用柔道、長青足球或跳舞來代替。只要人體保持規律的運動，體內就會產生快樂荷爾蒙與生長激因子，這些改變都能保護腦神經元並刺激腦神經元的增生。這些療效已經在近年許多的醫學研究報告中一一被證實。運動能產生的眾多生長因子中，最富盛名的就是由一百一十九種胺基酸組成的腦源性神經營養因子，而這些胺基酸來自於富含蛋白質的各種食物。假如你現在覺得有點健忘，就可以多補充蛋白質來改善，最好的蛋白質來源是有機肉品與魚類。腦源性神經營養因子有益於海馬迴、前額葉以及大腦皮質，這些都是掌控記憶力與抽象思考能力的區域。此外，運動時人體會產生俗稱運動荷爾蒙的鳶尾素，它能透過血液循環進入大腦，並在大腦內發揮保護腦神經不受阿茲海默症的傷害，並且能有效降低會損害腦神經元的 $\beta$ 類澱粉蛋白濃度。

第77個建議

# 跟身體做個約定吧！

你的幸福與健康就掌握在自己的手裡。因為你的身體會永不停歇地為了你盡力追求最佳的健康狀態，不論你提供什麼樣的養分，你的身體始終努力讓這些養分發揮最大的作用。因此，請你務必給它正確的營養，並且保護它遠離碳水化合物、酒精和尼古丁。最後，請細心地訓練它，並且進行冥想，讓它能保持情緒穩定。文章讀到這裡，想必你已經很清楚知道要如何正確地對待身體——這意味著你現在就能化知識為行動：開始改變吧！何不現在就和你的身體做個約定？只要你開始改變，身體就會幫助你一起達到想要的目標。請對身體寫下你的願望，告訴它，你從今天開始會就你所知、盡你所能地改善自己對待它的方式，並且細心呵護它的健康。

你可以開始訂立務實的計畫：

**約定**

親愛的身體，我發誓我會為了你的健康做出這些改變：

你也可以使用本章節最後附上的兩頁樣本表格來進行每週的規劃。你可以複製這個樣本來使用，也可以製作更適合自己的表格。

- 請在每週的第一天填入該週每日確實的目標，例如實際的慢跑公里數、飲食計畫、特別的冥想練習時間。
- 每天晚上檢視這張表格，核對是否達到目標了。

- 另外，請每天寫下一件你想要感謝的事情，這些事情可以是你能從容應對的場合，或是你做得相當好的事情。如果一開始想不到特別能感謝的事情，請給自己多一點時間仔細地想想，你一定能發現生活中值得感謝的進步。
- 請規律的為自己做總結回顧。

**一週後總結回顧：**

我對上週進行的計畫和達成度滿意嗎？

哪些計畫進行得很輕鬆？

哪些計畫進行得很困難？

所以下週我應該特別注意哪些事項？

**一個月後總結回顧：**

過去一個月改善了哪些事情？

下個月的重點項目是哪些？

**年終總結回顧：**

請寫下一小段文字，描述過去一年來你的生活有了哪些改變。

第 ________ 週計畫

| 目標 | 週一 | 週二 | 週三 | 週四 | 週五 | 週六 | 週日 |
| --- | --- | --- | --- | --- | --- | --- | --- |
| 零碳水化合物 | | | | | | | |
| 達成狀況 | | | | | | | |
| 營養素 | | | | | | | |
| 達成狀況 | | | | | | | |
| 運動 | | | | | | | |
| 達成狀況 | | | | | | | |
| 思考 | | | | | | | |
| 達成狀況 | | | | | | | |

| 目標 | 週一 | 週二 | 週三 | 週四 | 週五 | 週六 | 週日 |
| --- | --- | --- | --- | --- | --- | --- | --- |
| 今天覺得感謝的事 | | | | | | | |
| 能夠感到從容的狀況 | | | | | | | |
| 今天覺得有成就感的事 | | | | | | | |

# 參考書目

1. Hunter P. The inflammation theory of disease. The growing realization that chronic inflammation is crucial in many diseases opens new avenues for treatment. *EMBO Rep.* 2012; 13(11):968-70.
2. Hyman M. The *UltraMind Solution*. New York: Scribner; 2010. S 244-245.
3. Prasad S, Sajja R K, Naik P, Cucullo L. Diabetes Mellitus and Blood-Brain Barrier Dysfunction: An Overview. *J Pharmacovigil.* 2014; 2(2): 125
4. Kamath AF, Chauhan AK, Kisucka J, Dole VS, Loscalzo J, Handy DE, Wagner dd. Elevated levels of homocysteine compromise blood-brain barrier integrity in mice. *Blood.* 2006; 107 (2): 591-593.
5. Hyman M. *The Ultramind Solution.* New York: Scribner; 2010. S. 171-175.
6. Xie L, Kang H, Xu Q, Chen MJ, Liao Y, Thiyagarajan M, Q'Donnell J, Christensen DJ, Nicolson C, Iliff JJ, Takano T, Deane R, Nedergaardd M. Sleep drives metabolite clearance

from the adult bran. *Science*. 2013; 342(6156):373-7.

7. Hurtado-Alvarado G, Dominguez-Salazar E, Pavon L, Velázquez-Moctezuma J, Gó-mez-González B. Blood-Brain Barrier Distruption Induced by Chronic Sleep Loss: Low-Grade Inflammation May be the link. *J Immunol Res*. 2016; 2016: 4576012.
8. Valero J, Paris I, Sierra A. Lifestyle Shapes the Dialouge between Enviroment, Microglia, and Adult Neurogenesis. *ACS Chem Neurosci*. 2016; 7(4);442-53
9. Unter: http://www.uke.de/organisationsstruktur/zentrale-bereiche/phyisotherapie/ambulante-physiotherapie/forced-use-therpie.html. Letzter Zugriff am 25.10.2019
10. Cheng A, Hou Y, Mattson MP, Mitochondria and neuroplasticity. *ASN Neuro*. 2010; 2(5): e00045.
11. Sanchez A, Reeser JL., Lau HS, Yahiku PY, Wilard RE, McMillan PJ, Cho SY, Magie AR, Register UD. Role of sugars in human neutrophilic phagocytosis. *Am J Clin Nutr*. 1973 Nov;26(11):1180-4.
12. Seshadri S, Beiser A, Selhub J, Jacques PF, Rosenberg IH, D'Agostino RB, Wilson PW, Wolf PA. Plasma homocysteine as a risk factor for dementia and Alzheimer's disease. *N Engl J Med*. 2002 Feb 14;346(7):476-83.

13. Järvenpää T, Rinne JO, Koskenvuo M, Räihä I, Kaprio J. Binge drinking in midlife and dementia risk. *Epidemiology.* 2005;16(6):766-71.
14. GBD 2016 Alcohol Collaborators. Alcohol use and burden for 195 countries and territories, 1990–2016: a systematic analysis for the Global Burden of Disease Study 2016. *Lancet.* 2018;392(10152):1015-1035.
15. Dekkers IA, Jansen PR, Lamb HJ. Obesity, Brain Volume, and White Matter Microstructure at MRI: A Cross-sectional UK Biobank Study. *Radiology.* 2019;292(1):270.
16. Unter: https://www.health.harvard.edu/mind-and-mood/protect-your-brain-from-stress. Letzter Zugriff am 05.09.2019.
17. Ede G. he vegan Brain – Plant-based diets, micronutrients, and mental health. *Psychology Today*. 30.09.2017. unter: https://www.psychologytoday.com/us/blog/diagnosis-diet/201709/the-vegan-brain. Letzter Zugriff am 15.08.2019.
18. Urban KR, Gao WJ. Performance enhancement at the cost of potential brain plasticity: neural ramiications of nootropic drugs in the healthy developing brain. *Front Syst Neurosci.* 2014;8:38.
19. Blech J. Psychopille und Pausenbrot. *Der Spiegel.*

24.06.2013. Unter: https://www.spiegel.de/spiegel/print/d-99311928.html. Letzter Zugriff am 25.10.2019.

20. Ceylan MF, Uneri OS, Guney E, Ergin M, Alisik M, Goker Z, Senses Dinc G, Karaca Kara F, Erel O. Increased levels of serum neopterin in attention deicit/hyperactivity disorder (ADHD). *Neuroimmunol.* 2014;273(1-2):111-4.
21. Sahin N, Altun H, Kurutas EB, Balkan D. Vitamin D and vitamin D receptor levels in children with attention-deicit/hyperactivity disorder. *Neuropsychiatr Dis Treat.* 2018;14:581-585.
22. Morales E, Julvez J, Torrent M, Ballester F, Rodríguez-Bernal CL, Andiarena A, Vegas O, Castilla AM, Rodriguez-Dehli C, Tardón A, Sunyer J. Vitamin D in Pregnancy and Attention Deicit Hyperactivity Disorder-like Symptoms in Childhood. *Epidemiology.* 2015;26(4):458-65.
23. Unter: https://www.aap.org/en-us/about-the-aap/aap-press-room/Pages/Many-Children-Have-Suboptimal-Vitamin-D-Levels.aspx. Letzter Zugriff am 28.10.2019.
24. Kang DW, Adams JB, Coleman DM, Pollard EL, Maldonado J, McDonough-Me-ans S, Caporaso JG, Krajmalnik-Brown R. Long-term benefit of Microbiota Transfer Therapy on autism symptoms and gut microbiota. *Sci Rep.*

2019;9(1):5821.

25. Servick K. Gut bacteria may contribute to autism symptoms, mouse study finds. *Science*. 30.05.2019. Unter: https://www.sciencemag.org/news/2019/05/gut-bacteria-may-contribute-autism-symptoms-mouse-study-finds. Letzter Zugriff am 17.07.2019.
26. Goh S, Dong Z, Zhang Y, DiMauro S, Peterson BS. Brain imaging evidence that mitochondrial dysfunction is a neurobiological subtype of Autism Spectrum Disorder. *JAMA Psychiatry*. 2014; 71(6): 665–671.
27. Unter: https://www.wegweiser-demenz.de/informationen/medizinischer-hintergrunddemenz/alzheimer/erste-anzeichen-alzheimer.html. Letzter Zugriff am 08.10.2019.
28. Kandimalla R, hirumala V, Reddy PH. Is Alzheimer's disease a Type 3 Diabetes? A critical appraisal. *Biochim Biophys Acta Mol Basis Dis*. 2017;1863(5):1078–1089.
29. Lourenco MV, Frozza RL, de Freitas GB, Zhang H, Kincheski GC, Ribeiro FC, Gonçalves R A, Clarke JR, Beckman D, Staniszewski A, Berman H, Guerra LA, Forny-Germano L, Meier S, Wilcock DM, de Souza JM, Alves-Leon S, Prado VF, Prado MAM, Abisambra JF, Tovar-Moll F, Mattos P, Arancio O, Ferreira ST, De Felice FG. Exercise-

linked FNDC5/irisin rescues synaptic plasticity and memory defects in Alzheimer's models. *Nat Med.* 2019;25(1):165–175.

30. Raison CL, Capuron L, Miller AH. Cytokines sing the blues: inflammation and the pathogenesis of depression. *Trends Immunol.* 2006;27(1):24–31.
31. Peterman MG. The Ketogenic Diet in Epilepsy. *JAMA.* 1925;84(26):1979–1983.
32. D'Andrea Meira I, Romão TT, Pires do Prado HJ, Krüger LT, Pires MEP, da Conceição PO. Ketogenic Diet and Epilepsy: What We Know So Far. *Front Neurosci.* 2019;13:5.
33. Martinc B, Grabnar I, Vovk T. The Role of Reactive Species in Epileptogenesis and Inluence of Antiepileptic Drug Therapy on Oxidative Stress. *Curr Neuropharmacol.* 2012; 10(4): 328–343.
34. Pokorski M, Marczak M, Dymecka A, Suchocki P. Ascorbyl palmitate as a carrier of ascorbate into neural tissues. *J Biomed Sci.* 2003;10(2):193-8.
35. Lisa A. Yablon LA, Mauskop A. Magnesium in headache. In: Vink R, Nechifor M. ed. *Magnesium in the Central Nervous System.* Adelaide: University of Adelaide Press; 2011.
36. Simpson S Jr, Taylor B, Blizzard L, Ponsonby AL, Pittas F,

Tremlett H, Dwyer T, Gies P, van der Mei I. Higher 25-hydroxyvitamin D is associated with lower relapse risk in multiple sclerosis. *Ann Neurol.* 2010; 68(2):193–203.
37. Sotirchos ES, Bhargava P, Eckstein C, Van Haren K, Baynes M, Ntranos A, Gocke A, Steinman L, Mowry EM, Calabresi PA. Safety and immunologic effects of high- vs low-dose cholecalciferol in multiple sclerosis. *Neurology.* 2016; 86(4):382-90.
38. Sampson TR, Debelius JW, hron T, Janssen S, Shastri GG, Ilhan ZE, Challis C, Schretter CE, Rocha S, Gradinaru V, Chesselet MF, Keshavarzian A, Shannon KM, Krajmalnik-Brown R, Wittung-Stafshede P, Knight R, Mazmanian SK. Gut Microbiota Regulate Motor Deicits and Neuroinlammation in a Model of Parkinson's Disease. *Cell.* 2016; 167(6):1469–1480.e12.
39. Suzuki M, Yoshioka M, Hashimoto M, Murakami M, Noya M, Takahashi D, Urashima M. Randomized, double-blind, placebo-controlled trial of vitamin D supplementation in Parkinson disease. *Am J Clin Nutr.* 2013;97(5):1004-13.
40. Unter: https://www.neurowerkstatt.de/mareike-schwed/. Letzter Zugriff am 25.10.2019.
41. Majchrzak D, Singer I, Männer M, Rust P, Genser D, Wagner

KH, Elmadfa I. B-vitamin status and concentrations of homocysteine in Austrian omnivores, vegetarians and vegans. *Ann Nutr Metab*. 2006;50(6):485-91.

42. Tucker KL, Rich S, Rosenberg I, Jacques P, Dallal G, Wilson PW, Selhub J. Plasma vitamin B-12 concentrations relate to intake source in the Framingham Ofspring study. *Am J Clin Nutr*. 2000;71(2):514-22.
43. Kennedy DO. B Vitamins and the Brain: Mechanisms, Dose and Eicacy--A Review. *Nutrients*. 2016;8(2):68.
44. European Food Safety Authority. Tolerable upper intake levels for vitamins and minerals. 2006. Unter: http://www.efsa.europa.eu/sites/default/iles/efsa_rep/blobser-ver_assets/ndatolerableuil.pdf. Letzter Zugriff am 29.10.2019.
45. Hyman M. *The UltraMind Solution*. New York: Scribner; 2009. S.101.
46. Georgief MK. The role of iron in neurodevelopment: fetal iron deiciency and the developing hippocampus. *Biochem Soc Trans*. 2008;36(6):1267-71.
47. Murray-Kolb LE, Beard JL. Iron treatment normalizes cognitive functioning in young women. *Am J Clin Nutr*. 2007;85(3):778-87.
48. Mattson MP, Longo VD, Harvie M. Impact of intermittent

fasting on health and disease processes. *Ageing Res Rev.* 2017;39:46-58.

49. Hymn M. *The UltraMind Solution.* New York: Scribner; 2009. S.106–107.
50. Lewis MD, Hibbeln JR, Johnson JE, Lin YH, Hyun DY, Loewke JD. Suicide deaths of active-duty US military and omega-3 fatty-acid status: a case-control comparison. *J Clin Psychiatry.* 2011;72(12):1585-90.
51. Siegert E, Paul, Rothe M, Weylandt KH. The effect of omega-3 fatty acids on central nervous system remyelination in fat-1 mice. *BMC Neurosci.* 2017;18(1):19.
52. Hyman M. *The UltraMind Solution.* New York: Scribner; 2009. S.85–86
53. Harrison FE, May JM. Vitamin C function in the brain: vital role of the ascorbate transporter SVCT2. *Free Radic Biol Med.* 2009;46(6):719-30.
54. Pearson JF, Pullar JM, Wilson R, Spittlehouse JK, Vissers MCM, Skidmore PML, Willis J, Cameron VA, Carr AC. Vitamin C Status Correlates with Markers of Metabolic and Cognitive Health in 50-Year-Olds: Findings of the CHALICE Cohort Study. *Nutrients*. 2017;9(8). pii: E831.
55. Guo YE, Suo N, Cui X, Yuan Q, Xie X. Vitamin C promotes

oligodendrocytes generation and remyelination. *Glia.* 2018;66(7):1302–1316.

56. Kirkland AE, Sarlo GL, Holton KF. The Role of Magnesium in Neurological Disorders. *Nutrients.* 2018; 10(6): 730.
57. Kuklinski B, Fuchs N. Mikronährstofe, Protonenpumpenhemmer und Taurin. *OM& Ernährung.* 2019;166: F15-F21.
58. Hyman M. *The UltraMind Solution.* New York: Scribner; 2009. S. 103.
59. Bourassa MW, Alim I, Bultman SJ, Ratan RR. Butyrate, neuroepigenetics and the gut microbiome: Can a high iber diet improve brain health? *Neurosci Lett.* 2016;625:56–63.
60. Anjum I, Jafery SS, Fayyaz M, Samoo Z, Anjum S. The Role of Vitamin D in Brain Health: A Mini Literature Review. *Cureus.* 2018;10(7):e2960.
61. Hyman M. *The UltraMind Solution.* New York: Scribner; 2009. S. 133–134.
62. Conner TS, Richardson AC, Miller JC. Optimal Serum Selenium Concentrations Are Associated with Lower Depressive Symptoms and Negative Mood among Young Adults. *The Journal of Nutrition.* 2015;145(1):59–65.
63. Albina JE, Mills CD, Barbul A, hirkill CE, Henry WL Jr, Mastrofrancesco B, Caldwell MD. Arginine metabolism in

wounds. *Am J Physiol.* 1988;254(4 Pt1):E459-67.

64. Yi J, Horky LL, Friedlich AL, Shi Y, Rogers JT, Huang X. L-Arginine and Alzheimer's Disease. *Int J Clin Exp Pathol.* 2009; 2(3): 211–238.
65. Watson P, Whale A, Mears SA, Reyner LA, Maughan RJ. Mild hypohydration increases the frequency of driver errors during a prolonged, monotonous driving task. *Physiol Behav.* 2015;147:313-8.
66. Unter: https://green.harvard.edu/tools-resources/research-highlight/impact-green-buildings-cognitive-function. Letzter Zugriff am 04.09.2019.
67. Albergaria C, Silva NT, Pritchett DL, Carey MR. Locomotor activity modulates associative learning in mouse cerebellum. *Nat Neurosci.* 2018;21(5):725–735.
68. Chen C, Nakagawa S, An Y, Ito K, Kitaichi Y, Kusumi I. The exercise-glucocorticoid paradox: How exercise is beneficial to cognition, mood, and the brain while increasing glucocorticoid levels. *Front Neuroendocrinol.* 2017;44:83–102.
69. Chetty S, Friedman AR, Taravosh-Lahn K, Kirby ED, Mirescu C, Guo F, Krupik D, Nicholas A, Geraghty A, Krishnamurthy A, Tsai MK, Covarrubias D, Wong A, Francis

D, Sapolsky RM, Palmer TD, Pleasure D, Kaufer D. Stress and glucocorticoids promote oligodendrogenesis in the adult hippocampus. *Mol Psychiatry*. 2014;19(12):1275–1283.

70. Arem H, Moore SC, Patel A, Hartge P, Berrington de Gonzalez A, Visvanathan K, Campbell PT, Freedman M, Weiderpass E, Adami HO, Linet MS, Lee IM, Matthews CE. Leisure time physical activity and mortality: a detailed pooled analysis of the dose-response relationship. *JAMA Intern Med*. 2015;175(6):959-67.
71. Isaacs KR, Anderson BJ, Alcantara A A, Black JE, Greenough WT. Exercise and the brain: angiogenesis in the adult rat cerebellum after vigorous physical activity and motor skill learning. *J Cereb Blood Flow Metab*. 1992;12(1):110-9.
72. Tanaka H, Shirakawa S. Sleep health, lifestyle and mental health in the Japanese elderly: ensuring sleep to promote a healthy brain and mind. *J Psychosom Res*. 2004;56(5):465-77.
73. Veenstra L, Schneider IK, Koole SL. Embodied mood regulation: the impact of body posture on mood recovery, negative thoughts, and mood-congruent recall. *Cogn Emot*. 2017;31(7):1361–1376.

74. Beavers KM, Brinkley TE, Nicklas BJ. Effect of exercise training on chronic inflammation. *Clin Chim Acta.* 2010; 411(0): 785–793.
75. Naci H, Ioannidis JP. Comparative effectiveness of exercise and drug interventions on mortality outcomes: metaepidemiological study. *BMJ.* 2013;347:f5577.
76. Blackburn E, Epel E. *Die Entschlüsselung des Alters: Der Telomer-Effekt.* München: Mosaik, 2017; S. 31.
77. Liu MY, Nemes A, Zhou QG. The Emerging Roles for Telomerase in the Central Nervous System. *Front Mol Neurosci.* 2018;11:160.
78. Luders E, Cherbuin N, Gaser C. Estimating brain age using high-resolution pattern recognition: Younger brains in long-term meditation practitioners. *Neuroimage.* 2016;134:508–513.
79. Lickermann A. 5 Stepps To Changing Any Behavior. *Psychology Today.* 12.10.2009. Unter https://www.psychologytoday.com/us/blog/happiness-in-world/200910/5-steps-changing-any-behavior. Letzter Zugriff am 27.08.2019.
80. Ansari P. Serotonin im Darm. *Depression-Heute.* Unter: https://www.depression-heute.de/serotonin/serotonin-im-darm. Letzter Zugriff am 25.09.2019.

81. Unter https://lexikon.doccheck.com/de/Nichtsteroidales_Antirheumatikum. Letzter Zugriff am 26.09.2019.
82. Kaiser T. In Deutschland droht eine Opioid-Epidemie wie in den USA. *Welt*. 15.03.2018. Unter: https://www.welt.de/wirtschaft/article174541537/Schmerzmittel-In-Deutschland-droht-eine-Opioid-Epidemie-wie-in-den-USA.html. Letzter Zugriff am 26.09.2019.
83. Carr AC, McCall C. The role of vitamin C in the treatment of pain: new insights. J *Transl Med.* 2017;15(1):77.
84. Schütz B, Krag W, Auhagen P. Morbus Alzheimer ist therapierbar (Teil 1). *OM&Ernährung.* 2019; 166: F9-F14.
85. Soininen H, Solomon A, Visser PJ, Hendrix SB, Blennow K, Kivipelto M, Hartmann T; LipiDiDiet clinical study group. 24-month intervention with a specific multinutrient in people with prodromal Alzheimer's disease (LipiDiDiet): a randomised, double-blind, controlled trial. *Lancet Neurol.* 2017;16(12):965–975.
86. Ngandu T, Lehtisalo J, Solomon A, Levälahti E, Ahtiluoto S, Antikainen R, Bäckman L, Hänninen T, Jula A, Laatikainen T, Lindström J, Mangialasche F, Paajanen T, Pajala S, Peltonen M, Rauramaa R, Stigsdotter-Neely A, Strandberg T, Tuomilehto J, Soininen H, Kivipelto M. A 2 year

multidomain intervention of diet, exercise, cognitive training, and vascular risk monitoring versus control to prevent cognitive decline in at-risk elderly people (FINGER): a randomised controlled trial. *Lancet*. 2015;385(9984):2255–63.

國家圖書館出版品預行編目資料

讓大腦更健康的77個妙招 / 烏里西．史特倫茲(Ulrich Strunz) 著 ; 黃淑欣 譯.
-- 初版. -- 臺北市 : 商周出版 : 英屬蓋曼群島商家庭傳媒股份有限公司
城邦分公司發行, 2021.05
面 ； 公分. --
譯自 : 77 Tipps für ein gesundes Gehirn
ISBN 978-986-5482-85-5（平裝）
1. 腦部 2. 健腦法
411.19 110004711

# 大腦不老，身體就好：

## 德國醫生親授腦力寶典，讓你想得快、忘得慢，提升自體免疫力，遠離頭痛、憂鬱和失智

原 著 書 名 / 77 Tipps für ein gesundes Gehirn
作 者 / 烏里西．史特倫茲（Dr. med. Ulrich Strunz）
譯 者 / 黃淑欣
企 劃 選 書 / 張詠翔
責 任 編 輯 / 張詠翔

版 權 / 黃淑敏、劉鎔慈
行 銷 業 務 / 周丹蘋、黃崇華、周佑潔
總 編 輯 / 楊如玉
總 經 理 / 彭之琬
事業群總經理 / 黃淑貞
發 行 人 / 何飛鵬
法 律 顧 問 / 元禾法律事務所 王子文律師
出 版 / 商周出版
城邦文化事業股份有限公司
臺北市中山區民生東路二段141號9樓
電話：(02) 2500-7008 傳眞：(02) 2500-7759
E-mail：bwp.service@cite.com.tw
Blog：http://bwp25007008.pixnet.net/blog
發 行 / 英屬蓋曼群島商家庭傳媒股份有限公司城邦分公司
臺北市中山區民生東路二段141號2樓
書虫客服服務專線：(02) 2500-7718．(02) 2500-7719
24小時傳眞服務：(02) 2500-1990．(02) 2500-1991
服務時間：週一至週五09:30-12:00．13:30-17:00
郵撥帳號：19863813 戶名：書虫股份有限公司
讀者服務信箱E-mail：service@readingclub.com.tw
歡迎光臨城邦讀書花園 網址：www.cite.com.tw
香 港 發 行 所 / 城邦（香港）出版集團有限公司
香港灣仔駱克道193號東超商業中心1樓
電話：(852) 2508-6231 傳眞：(852) 2578-9337
E-mail：hkcite@biznetvigator.com
馬 新 發 行 所 / 城邦(馬新)出版集團 Cité (M) Sdn. Bhd.
41, Jalan Radin Anum, Bandar Baru Sri Petaling,
57000 Kuala Lumpur, Malaysia
電話：(603) 9057-8822 傳眞：(603) 9057-6622
Email：cite@cite.com.my

封 面 設 計 / FE設計
插 圖 繪 製 / 柯欽耀
排 版 / 新鑫電腦排版工作室
印 刷 / 韋懋印刷有限公司
經 銷 商 / 聯合發行股份有限公司
電話：(02) 2917-8022 傳眞：(02) 2911-0053
地址：新北市231新店區寶橋路235巷6弄6號2樓

■2021年05月初版
■2023年10月初版2.9刷
定價 450 元

Printed in Taiwan

城邦讀書花園
www.cite.com.tw


ISBN 978-986-5482-85-5

商周出版

| 廣　告　回 |
|---|
| 北區郵政管理登言 |
| 台北廣字第00079 |
| 郵資已付，免貼郵 |

104台北市民生東路二段141號2樓

**英屬蓋曼群島商家庭傳媒股份有限公司　城邦分公**

請沿虛線對摺，謝謝！

商周出版

| | | |
|---|---|---|
| **書號：**BK5178 | **書名：**大腦不老，身體就好 | **編碼：** |

請於此處用膠水黏貼

商周出版

# 讀者回函卡

感謝您購買我們出版的書籍！請費心填寫此回函卡，我們將不定期寄上城邦集團最新的出版訊息。

不定期好禮相贈！
立即加入：商周出版
Facebook 粉絲團

姓名：＿＿＿＿＿＿＿＿ 性別：☐男 ☐女

生日：西元＿＿＿＿年＿＿＿＿月＿＿＿＿日

地址：＿＿＿＿＿＿＿＿

聯絡電話：＿＿＿＿＿＿＿＿ 傳真：＿＿＿＿＿＿＿＿

E-mail ：

學歷：☐ 1. 小學 ☐ 2. 國中 ☐ 3. 高中 ☐ 4. 大學 ☐ 5. 研究所以上

職業：☐ 1. 學生 ☐ 2. 軍公教 ☐ 3. 服務 ☐ 4. 金融 ☐ 5. 製造 ☐ 6. 資訊
☐ 7. 傳播 ☐ 8. 自由業 ☐ 9. 農漁牧 ☐ 10. 家管 ☐ 11. 退休
☐ 12. 其他＿＿＿＿＿＿＿＿

您從何種方式得知本書消息？

☐ 1. 書店 ☐ 2. 網路 ☐ 3. 報紙 ☐ 4. 雜誌 ☐ 5. 廣播 ☐ 6. 電視
☐ 7. 親友推薦 ☐ 8. 其他＿＿＿＿＿＿＿＿

您通常以何種方式購書？

☐ 1. 書店 ☐ 2. 網路 ☐ 3. 傳真訂購 ☐ 4. 郵局劃撥 ☐ 5. 其他＿＿＿＿

您喜歡閱讀那些類別的書籍？

☐ 1. 財經商業 ☐ 2. 自然科學 ☐ 3. 歷史 ☐ 4. 法律 ☐ 5. 文學
☐ 6. 休閒旅遊 ☐ 7. 小說 ☐ 8. 人物傳記 ☐ 9. 生活、勵志 ☐ 10. 其他

對我們的建議：＿＿＿＿＿＿＿＿



請於此處用膠水黏貼